新形势下医院财务管理与创新研究

卢 文 张延红 陈永利 主 编

吉林科学技术出版社

图书在版编目（CIP）数据

新形势下医院财务管理与创新研究 / 卢文，张延红，陈永利主编. -- 长春 ：吉林科学技术出版社，2021.8
ISBN 978-7-5578-8659-2

Ⅰ. ①新… Ⅱ. ①卢… ②张… ③陈… Ⅲ. ①医院—财务管理—研究 Ⅳ. ①R197.322

中国版本图书馆CIP数据核字(2021)第171339号

新形势下医院财务管理与创新研究

主　　编　卢　文　张延红　陈永利
出 版 人　宛　霞
责任编辑　隋云平
封面设计　北京万瑞铭图文化传媒有限公司
制　　版　北京万瑞铭图文化传媒有限公司
幅面尺寸　185mm×260mm　　　1/16
字　　数　263千字
页　　数　196
印　　张　12.25
版　　次　2022 年 4 月第 1 版
印　　次　2022 年 4 月第 1 次印刷

出　　版　吉林科学技术出版社
发　　行　吉林科学技术出版社
地　　址　长春市净月区福祉大路5788 号
邮　　编　130118
发行部电话 / 传真　0431-81629529　　81629530　　81629531
　　　　　　　　　　81629532　　81629533　　81629534
运输部电话　0431-86059116
编辑部电话　0431-81629518
印　　刷　长春市昌信电脑图文制作有限公司

书　　号　ISBN 978-7-5578-8659-2
定　　价　60.00 元

前言

医疗行业的发展牵动着国计民生，医疗卫生服务体系和现代医院管理制度的建立健全关乎人民的获得感、幸福感、安全感。也许大多数人会说：医疗机构作为社会公益事业，不应该谈经济、讲效益。但在医疗资源依旧稀缺、社会医疗资源布局不够合理的今天，医疗机构如何在资源有限的条件下，以低成本、高效率提供优质的医疗服务，创造最大限度的医疗服务产出，这是所有医疗机构共同面对的难题，也是医院进行经济管理活动的内生动力。

医院经济管理是现代医院日常运营和科学管理的重要组成部分，是现代医院管理制度中的重要内容。医疗行业的服务对象是"人"、服务成果是"健康"，与人的生命健康息息相关，一般企业财务分析方法和管理工具在公立医院经济管理中面临着一些不适用之处，普通高校培养出来的财务会计人才需要经历较长的学习成长过程方可适应。而目前医疗行业的财务管理、经济管理工作也是以传统的师傅带徒弟的形式，缺乏系统全面的理论框架和完整细致的工作指引，这是整个医疗行业经济管理工作面临的困难，也是高校财务会计人才培养的空白。正因如此，本书的撰写团队作为医院经济管理多年的实务工作者，一直致力于为填补这一行业的缺失做一份贡献。

本书是基于我国医院十几年来的经济管理实践探索，结合管理会计的理论框架和应用工具编写而成的，可作为高等医学院公共卫生、医院管理相关专业本科生和硕士研究生学习医院经济管理的教材，也可作为广大医疗行业财务人员开展经济管理业务工作的参考。

目录

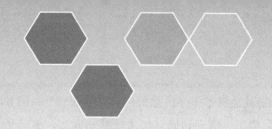

第一章 总论

第一节 医疗机构与医院的设立

一、医疗机构的构成

医疗机构是按照《医疗机构管理条例》的规定，取得医疗机构执业许可证，从事疾病诊断治疗活动的机构。医疗机构以救死扶伤，防病治病，为公民的健康服务为宗旨。国家扶持医疗机构的发展，鼓励多种形式兴办医疗机构。国务院卫生行政部门负责全国医疗机构的监督管理工作。医疗机构包括从事疾病诊断、治疗活动的医院、卫生院、疗养院、门诊部、诊所、卫生所（室）以及急救站等医疗机构。

医疗机构根据业务类型以及组织形式分为：医院、卫生院、疗养院、门诊部、诊所、卫生所（室）、急救站（中心）、临床检验中心、疾病防治院（站、所）、护理院（站）等。其中：医院包括综合医院、中医医院、中西医结合医院、民族医院、专科医院、康复医院、妇幼保健院等；卫生院包括中心卫生院、乡（镇）卫生院、街道卫生院；门诊部包括综合门诊部、专科门诊部、中医门诊部、中西医结合门诊部、民族医门诊部；诊所包括中医诊所、民族医诊所等；卫生所包括医务室、卫生保健所、卫生站等。

医疗机构执业，必须进行登记。医疗机构执业登记的主要事项：名称、地址、主要负责人；所有制形式；诊疗科目、床位。县级以上地方人民政府卫生行政部门，根据医疗机构管理条例和医疗机构基本标准审核合格后，予以登记，发给医疗机构执业许可证。

二、医院的分类

医院是医疗机构的重要组成部分。医院是以救死扶伤，防病治病，为公民的健康服务为宗旨，依法从事疾病诊断、治疗活动的医疗机构。医院是运用医学科学和技术，对病人、特定人群或健康人群提供医疗、预防、保健和康复等服务的场所。医院具有一定数量的病床、医务人员和必要的设备，通过医务人员的集体协作，以达到保障人民健康的目的。

（一）按照医院投资主体不同的分类

建立多元化办医格局是当前医疗体制改革的重要任务。为贯彻落实《国务院办公厅转发发展改革委、卫生部等部门关于进一步鼓励和引导社会资本举办医疗机构意见的通知》，国务院办公厅颁发的"2011年医院改革试点工作安排"提出：清理和修订相关规章和办法，制定和完善实施细则和配套文件，落实鼓励和引导社会资本举办医疗机构的政策，促进非公立医疗机构持续健康发展，加快形成多元化办医格局，满足群众的多层次医疗服务需求。因此，医院按照投资主体不同的分为医院与非医院，非医院主要包括民营医院、中外合资医院等。

1. 医院

医院是政府投资兴办的非营利性医院。根据卫计委对卫生事业发展统计口径，医院指经济类型为国有和集体办的医院（含政府办医院），政府办医院指卫生、教育、民政、公安、司法、兵团等行政部门举办的医院。

医院享受政府的资金与政策扶持。政府举办的非营利性医院享受同级政府给予的财政补助（包括医院开办和发展建设支出、临床重点学科研究以及职工基本养老保险制度建立以前的离退休人员费用等）同时享受相应的税收优惠政策等国家宏观政策的支助与扶持。

医院人才实力强与硬件环境优厚。医院在长期的发展中，积累了具有竞争力的人力资源与优良的硬件条件，其医疗队伍稳定，基础设施建设、医疗设备配置与就医环境较好。一般均为当地医疗、科研、预防、保健和康复的中心，同时也是国家城镇职工基本医疗保险的定点医疗机构。

但是，医院自身的体制存在缺陷，例如：产权关系模糊、治理结构松散、管理理念和手段滞后、服务效率偏低等。2010年国家提出医院改革方案，明确改革医院服务体系、改革医院管理体制、改革医院法人治理机制、改革医院内部运行机制、改革医院补偿机制、加强医院内部管理、改革医院监管机制、建立住院医师规范化培训制度和加快多元化办医格局等改革方向。

2. 民营医院

民营医院自20世纪80年代以来发展迅速，由1984年的初始创建以来，到2009年为5736所，占当年医院总数的29%。2010年民营医院为7068个，年诊疗人次1.7亿人次，占医院总数的8.3%。在多元化办医政策导向下，民营医院逐步发展起来。民营医院以多渠道融资、广揽人才和灵活的经营方式获得一定竞争优势，但整体力量仍然较薄弱，从床位、设备和业务量等方面还难以与医院相抗衡。

3. 中外合资合作医院

中外合资合作医院的投资主体为中外双方。这类医院以雄厚的资金、先进的管理方式、灵活的用人机制以及"人性化关爱"的服务理念，形成较大的市场渗透力。这类医院的存在一方面推动中国医疗市场的发展，另一方面也对医院的生存和发展构成挑战。

国家采取有效的鼓励政策，引导社会力量参与医疗卫生事业的发展，在宏观层面上形成医院、民营医院、私立医院、股份制医院等多种所有制医院并存，公平有序竞争的医疗服务格局；坚持非营利性医疗机构为主体、营利性医疗机构为补充，公立医疗机构为主导、非公立医疗机构共同发展的办医原则；建设结构合理、覆盖城乡的医疗服务体系。

（二）按照医院医疗业务等级不同的分类

在国家对医院的运行管理中，依据医院的基础设施、人员配备和制度完备性区分为不同等级。医院分为三级：一级、二级、三级。卫计委规范了各级综合医院的基本条件。

（三）按照医院营利性不同的分类

按营利性不同分为营利性医院与非营利性医院。

1. 非营利性医院

非营利性医院是指为社会公众利益服务而设立运营的医疗机构，不以营利为目的，其收入用于弥补医疗服务成本。实际运营中的收支结余只能用于自身的发展，如改善医疗条件、引进技术、开展新的医疗服务项目等。医院为非营利性的，政府不举办营利性医疗机构。

非营利性医院的投资方分为政府投资与其他方投资。政府举办的非营利性医疗机构主要提供基本医疗服务并完成政府交办的其他任务；其他非营利性医疗机构主要提供基本医疗服务，这两类非营利性医疗机构也可以提供少量的非基本医疗服务。

国家对社会资本举办的非营利性医疗机构，与公立医疗机构一视同仁，同等待遇。社会资本举办的非营利性医疗机构提供的医疗服务和药品要执行政府规定的相关价格政策，按国家规定享受税收优惠政策，用电、用水、用气、用热与公立医疗机构同价。在接受捐赠、土地使用等方面也执行与公立医疗机构相同的政策。非营利性医疗机构原则上不允许转变为营利性医疗机构，确需转变的要经原审批部门批准并依法办理相关手续。

2. 营利性医院

营利性医院是指医疗服务所得利益可用于投资者经济回报的医疗机构。国务院颁发的"关于鼓励和引导社会资本举办医疗机构的意见"中指出：完善和落实优惠政策，消除阻碍非公立医疗机构发展的政策障碍，确保非公立医疗机构享受同等待遇。放宽社会资本举办医疗机构的准入政策。社会资本可以按照经营目的，举办营利性或非营利性医疗机构。随着医院产权制度改革，相当一部分医院改制成营利性股份制医院和国有民营医院。新兴的医疗集团，大多从原来医院通过兼并控股、技术联合、多元复合型、连锁经营等方式建立起来，其规模大、技术力量强、辐射面广。营利性医疗机构根据市场需求自主确定医疗服务项目。

除此之外，医院还可按服务内容的不同分为综合医院、中医医院、中西医结合医院、民族医院、专科医院、康复医院、妇幼保健院等；按照管理层次不同划分为独立设置医院与附属医院等；按照行政级别划分为城市医院、城市中医院、城市社区医院、县级医院、县级中医院、乡镇卫生院等。

三、医院的运行

（一）主要职能

医院以救死扶伤，防病治病，为公民的健康服务为宗旨，从事疾病诊断、治疗活动。医院是公益性事业单位，不以营利为目的。其运行的基本职能包括以下几方面：

第一，在医疗服务过程中，始终把社会效益放在首位，履行相应的社会责任和义务。

第二，认真完成政府指令性任务，积极参加政府组织的社会公益性活动。完成卫生行政部门下达的城市医院支援农村和社区、支援边疆卫生工作、援外医疗等指令性任务。

第三，根据医疗卫生管理法律、法规、规章，提供全面、连续的医疗服务，为下级医院转诊的急危重症患者和疑难病患者提供诊疗任务；为下级医疗机构提供技术指导，开展双向转诊。

第四，履行公共卫生职能，开展健康教育、科普宣传，普及防病知识，开展重大疾病、传染病以及慢性非传染性疾病的防治工作，承担突发公共卫生事件和重大灾害事故紧急医疗救援任务。

第五，承担教学、科研和人才培养工作。三级医院承担高等医学院校的临床教学和实习工作，开展毕业后教育和继续医学教育，建立医学人才分层次培养体系，多渠道培养高级临床医学人才；承担下级医院技术骨干的临床专业进修任务；承担国家级、省级科研课题。

（二）管理体制

国务院卫生行政部门负责全国医疗机构的监督管理工作，县级以上地方人民政府卫生行政部门负责本行政区域内医疗机构的监督管理工作。

医院内部管理应实行院长负责制，建立科学决策机制，"三重一大"事项经集体讨论并按规定程序报批。医院应建立院、科两级管理责任制，院、科两级领导必须熟悉和掌握国家有关医疗卫生管理法律、法规、规章及有关卫生政策，严格履行职责，不断提高科学管理水平。

医院内部应设置医疗、教学、科研、后勤等类机构，建立健全管理制度。经济管理制度主要包括：财务制度、会计制度、资产管理制度、药品采购与管理制度、成本核算和管理制度、招投标制度、医疗质量管理与绩效考核制度、人事制度和收入分配制度、信息公开制度、患者投诉处理机制等。

（三）财务与会计管理的基本要求

根据《医院财务制度》，结合 2011 年版的三级综合医院的评审标准，对医院财务管理的要求主要包括以下几方面：

1. 健全财务管理制度与改进管理机制

执行《中华人民共和国会计法》（以下简称《会计法》）、《中华人民共和国预算法》（以下简称《预算法》）、《中华人民共和国审计法》（以下简称《审计法》）、《医院会计制度》和《医院财务制度》等相关法律法规。财务管理体制与财务制度健全，财务管理部门集中统一管理医院经济活动。财务机构设置合理、人员配置到位，经济核算规范。

2. 规范经济活动决策机制和程序

实行重大经济事项集体决策制度和责任追究制度；医院实行总会计师制。

3. 加强预算管理、监督和绩效考评

按照《预算法》和财政部门、主管部门关于预算管理的有关规定，科学合理编制预算，严格执行预算，推进预算绩效评价。

4. 规范医疗收费标准与流程

全面落实价格公示制度，提高收费透明度。完善医药收费复核制度，确保医药价格计算机管理系统信息准确。

5. 严格执行物资采购的相关法规

执行《中华人民共和国政府采购法》《中华人民共和国招投标法》及政府采购相关规定，执行药品、高值耗材集中采购制度和相关价格政策。

6. 加强成本核算与资产管理

降低运行成本，控制医院债务规模，降低财务风险，加强资产管理，提高资产使用效益。

7. 规范内部收入分配机制

以综合绩效考核为依据，突出服务质量、数量，个人分配不得与业务收入直接挂钩。

8. 建立与完善医院内部控制系统

实施内部和外部审计制度，健全工作制度与工作计划，定期评审与监控医院的经济运行。

第二节 医院会计及财务制度发展历程

一、医院财务会计的概述

（一）医院财务会计的目标

基于财务会计与管理会计两大分支的思路，财务会计属于对外会计。医院财务会计是为医院外部的会计信息使用者提供有用信息的一个信息系统或一项管理活动。医院财务会计的目标是为财务报告的使用者提供与医院财务状况、收支情况及现金流量等有关的会计信息，反映医院医疗卫生活动运行情况，有助于会计信息使用者做出决策。

根据医院会计制度的规范，这里的医院是在中华人民共和国境内各级各类独立核算的医院，简称医院，包括综合医院、中医院、专科医院、门诊部（所）、疗养院等，不包括城市社区卫生服务中心（站）、乡镇卫生院等基层医疗卫生机构。医院是公益性事业单位，不以营利为目的。

医院的会计信息的使用者主要包括：投资者、债权人、政府及有关部门、社会公众等。政府是医院的投资人，也是其会计信息的主要使用者。政府通过会计信息掌握医院对政府投资的使用情况，医院对资源的配置与使用绩效，医院对医疗卫生事业职责的履行情况，医院对医疗卫生事业发展的相关政策的执行情况，医院接受外部审计、监管情况等。面对当前对医院看病难、看病贵的热点问题，社会公众是医院会计信息的重要使用群，尽管目前医院的财务报告不公开对外披露，但是，医院应当在特定条件与范围内，通过特定的会计信息公开平台提供病患者及社会公众所需的会计信息。

（二）医院财务机构的设置

医院应设立专门的财务机构，按国家有关规定配备专职人员，会计人员须持证上岗。三级医院需设置总会计师，其他医院可根据实际情况参照设置。

医院财务机构内部一般应分别设置：门诊挂号收费组（科）、出入院结算组（科）、会计核算组（科）、成本核算组（科）、财务管理组（科）等。各机构的主要职责如下。

1.门诊挂号收费和出入院结算组主要职责

负责门诊病人的挂号、划价、收费工作；负责办理患者入院登记手续；负责办理病人费用查询、费用缴纳等事宜及出院患者费用结算；负责业务收入的归集、及时足额上缴工作；协助科室催收欠费；负责解答病人的相关问题等。

2.财务管理组主要职责

负责建立健全财务管理方面的规章制度；负责预算（含财务收支预算、项目预算）、决算的编制及医院经济活动分析；负责二级财务核算单位会计账务核算工作；负责财务部计算机账务系统的维护、升级工作；负责财务网站的建设与维护；负责会计档案的装订、保管和各种收费票据的管理工作等。负责会计人员培训和继续教育的相关工作；负责财务部劳动纪律、货币资金和各项业务的检查工作及文秘、接待工作等。

3.会计核算组主要职责

按照《会计法》《医院会计制度》和《医院财务制度》及国家有关规定，设置会计科目，建立账簿；负责日常各类经费收入、支出的会计业务核算及各种相关账目的核对工作；负责债权债务的催报及清理；负责职工医药费用的报销、结算工作；负责物资材料及一级固定资产资金账的账务管理和核对工作；负责基本建设会计核算和管理工作。

4.成本管理组主要职责

负责医院成本管理和科室经济核算工作，负责成本核算会计科目、账簿的建立工作；负责医院实物资产管理（含药品、低值易耗品、各类试剂材料、固定资产）的二级财务核算；负责工资（含绩效工资）、津贴的计算造册及发放；负责职工的三险一金的申报、存取及账务管理工作、负责医疗服务项目价格管理及项目申报工作、负责税务票据的申购工作、负责依法代扣代缴各种税金及纳税申报工作。

以上业务的具体划分，各医院可视情况自行拟定。

（三）医院财务会计基本假设

财务会计基本假设的提出是财务会计发展中的重要里程碑式的事件。医院财务会计也应当遵循会计主体、持续经营、会计分期、货币计量的假定。

1.会计主体

会计主体，是指医院会计确认、计量和报告的空间范围。为了向财务报告使用者反映医院财务状况、运营成果和现金流量，提供与其决策有用的信息，会计核算和财务报告的编制应当反映特定对象的经济活动，才能实现财务报告的目标。

在会计主体假设下，医院应当对其本身发生的交易或者事项进行会计确认、计量和报告，反映医院本身所从事的各项生产经营活动。明确界定会计主体是开展会计确认、计量和报告工作的重要前提。首先，明确会计主体，才能划定会计所要处理的各项交易或事项的范围。会计工作中通常所讲的资产、负债的确认，收入的实现，费用的发生等，都是针对特定会计主体而言的。其次，明确会计主体，才能将会计主体的交易或者事项与会计主体所有者的交易或者事项以及其他会计主体的交易或者事项区分开来。

2. 持续经营

持续经营，是指在可以预见的将来，医院将会按当前的规模和状态继续运营下去，不会停业，也不会大规模削减业务。在持续经营前提下，会计确认、计量和报告应当以医院持续、正常的医疗服务活动为前提。一个医院在不能持续经营时就应当停止使用这个假设，否则如仍按持续经营基本假设选择会计确认、计量和报告原则与方法，就不能客观地反映医院的财务状况、经营成果和现金流量，会误导会计信息使用者的经济决策。

3. 会计分期

会计分期，是指将一个医院持续经营的医疗服务活动划分为一个个连续的、长短相同的期间。会计分期的目的，在于通过会计期间的划分，将持续的医疗服务活动划分成连续、相等的期间，据以计算结余，按期编报财务报告，从而及时向财务报告使用者提供有关医院财务状况、运营成果和现金流量的信息。

由于会计分期，才产生了当期与以前期间、以后期间的差别，才使不同类型的会计主体有了记账的基准，进而出现了折旧、摊销等会计处理方法。在会计分期假设下，医院应当划分会计期间，分期结算账目和编制财务报告。会计期间通常分为年度和中期。中期，是指短于一个完整的会计年度的报告期间。

4. 货币计量

货币计量，是指会计主体在财务会计确认、计量和报告时以货币作为计量尺度，反映会计主体的生产经营活动。

在会计的确认、计量和报告过程中之所以选择货币为基础进行计量，是由货币的本身属性决定的。货币是商品的一般等价物，是衡量一般商品价值的共同尺度，具有价值尺度、流通手段、储藏手段和支付手段等特点。其他计量单位，如重量、长度、容积、台、件等，只能从一个侧面反映医院的运营情况，无法在量上进行汇总和比较；不便于会计计量和经营管理。只有选择货币这一共同尺度进行计量，才能全面反映医院的医疗服务情况，所以，会计准则规定，会计确认、计量和报告选择货币作为计量单位。

在有些情况下，统一采用货币计量也有缺陷，某些影响医院财务状况和运营情况的因素，往往难以用货币来计量，但这些信息对于使用者决策来讲也很重要，为此，医院可以在财务报告中补充披露有关非财务信息来弥补上述缺陷。

（四）医院财务会计的要素

会计要素是指根据经济业务与事项的经济特征，所确定的财务会计的基本分类。医院会计要素根据性质不同分为资产、负债、净资产、收入和费用。其中的资产、负债、净资产是相对静止状态的要素，即反映特定时点所拥有的资产、负债、净资产等的要素；收入、费用是运动状态的要素，即反映特定时期发生的收入、费用等的要素。资产、负债、净资产是反映医院特定时点的财务状况，构成资产负债表的基本框架。收入、费用反映特定时期的收支情况，构成收入支出表的基本框架。

1. 资产

资产是指医院过去的交易或事项形成的，由医院拥有或控制的，预期给医院带来经济利益的资源。包括流动资产与非流动资产；货币性资产与非货币性资产。

（1）资产由过去的交易或事项所形成

作为医院的资产，其取得的交易与事项必须已经发生。如医院以外购方式获得设备，医院记录设备的依据必须是获得设备的交易已经发生。若仅仅处在形成设备购买意向的阶段，该项设备并不属于医院的资产。

（2）资产是医院现在拥有或控制的

作为医院的资产，必须拥有其所有权。如临时租入的资产，委托外单位代为保管的资产，均不得记入医院的资产。有的资产尽管不属于医院所拥有，但是被医院控制，如以融资租赁的方式租入的资产，在租赁期内由租入方控制，应记为租入方的资产。

（3）资产未来会为医院带来经济利益

资产是一种经济资源，会为医院带来经济利益。对于符合上述两个条件，但无法为医院带来经济利益的毁损的存货等，不得记为医院的资产，或自原有的会计账务中剔除。

2. 负债

负债是指医院过去的交易或事项形成的、预期会导致经济利益流出医院的现时的义务。

（1）负债由过去的交易或事项所形成

医院未来发生的承诺、签订借款合同不形成负债。如：一项借款意向书，表明未来可能发生借款事项，医院在完成此意向书时，则不得确认为负债。

（2）负债是医院承担的现时义务

现时义务是指医院在现行条件下已承担的义务，未来的交易与事项形成的义务不是现时义务，不得确认为负债。

（3）负债预期导致经济利益流出医院

在履行现时义务清偿债务时，不论何种方式均会导致医院经济利益的流出。负债的偿还可以以货币资金偿还，也可以以实物资产偿还，也可以以另一项负债偿还。

3. 净资产

净资产是指医院资产减去负债后的余额。包括事业基金、专用基金、待冲基金、财政补助结转（余）、科教项目结转（余）、未分配结余（或未弥补亏损）。

（1）净资产是医院权益的组成

从会计的角度分析，医院的权益包括债权人的权益与投资者（出资人）的权益。净资产属于出资人的权益。

（2）净资产是医院的留剩权益

净资产是剔除由债权人享有的权益之后，由投资人享有的一种留剩权益。与债权人的权益相比，投资人的权益存在风险。

（3）净资产由财政性资金与非财政性资金组成

医院的资金主要来自财政，除此之外还有医疗业务收支结余等非财政性资金。

4. 收入

收入是指医院开展医疗服务及其他活动依法取得的非偿还性资金。依据形成的渠道不同，收入包括：医疗收入、财政补助收入、科教项目收入和其他收入。

（1）收入是开展医疗服务及其他活动取得的

医疗服务是医院的主要业务活动，通过医疗活动取得的收入是医院的主要收入。其他活动包括教学、科研、培训、投资、后期服务等。

（2）收入是会导致医院净资产增加的经济利益的总流入

为取得收入，会有对应的成本费用的发生，因此，作为总流入，扣除成本费用后即为净流入。对收入的记录采用的是权责发生制。

5. 费用

费用是指医院在开展医疗服务及其他活动过程中发生的资产、资金耗费和损失。医院的费用包括医疗业务成本、财政项目补助支出、科教项目支出、管理费用、其他支出。

（1）费用是开展医疗服务及其他活动过程中发生的

与上述的收入相联系，在医疗服务活动中取得收入的同时所发生的支出。

（2）费用是会导致医院净资产减少的经济利益的总流出

经济利益的流出表现为发生的资产、资金耗费和损失。且对费用的记录采用的是权责发生制。

二、医院财务会计制度

（一）医院财务会计制度的沿革

为适应医院发展的需要，财务会计发挥着越来越重要的作用，尤其是改革开放以来，伴随医疗卫生事业的发展，医院的财务会计制度取得了实质性的成果。20 世纪 80 年代以前，没有独立的医院会计制度，医院执行的是预算会计制度。因此，以下对医院财务会计制度沿革的梳理自 1988 年第一份医院财务会计制度的颁发为起点，分为以下几个阶段叙述。

1. 起步阶段（1988—1997 年）

1988 年卫生部、财政部发布了《医院会计制度（试行）》，明确医院是实行差额预算管理的卫生事业单位，医院会计是国家预算会计体系的组成部分，大、中型医院应建立总会计师制度。

医院会计制度指出医院会计核算对象是医院资金的运动。医院资金由预算资金和经营资金两部分组。会计核算基础是权责发生制；采用借贷记账法对医院的经济业务进行会计核算。总账科目一般分为资金占用和资金来源两大类；定期编制资金平衡表、业务收支汇总表、业务收支明细表、专项资金收支表、往来款项情况表、大型购置修缮项目表、基本数字及财务分析表等。

同年，卫生部、财政部还出台了《医院财务管理办法》，适用于全民所有制医院，明确财务管理的范围包括预算管理、收入管理、支出管理、财产物资管理、货币资金管理，以及财务分析和监督检查等。对医院财务实行"统一领导、分级负责、归口管理"的原则，对财务机构和财务人员的配置有详细的规定。

1990 年国家中医药管理局颁布了《关于〈医院财务管理办法〉〈医院会计制度（试行）〉的补充规定》，指出医院是差额预算管理单位，国家对医院实行"全额管理、差额（定额、定项）补助、超支不补、结余留用"的管理办法，国家对医院的预算拨款一般包括差额预算补助和专项补助。对预算拨款、周转金、结余和基金等做了进一步的说明。

1997 年颁布的《卫生系统内部审计工作规定》，是我国卫生系统首个内部审计的制度，目的是加强卫生系统内部审计监督，遵守国家财经法规，促进廉政建设，维护单位合法权益，改善经营管理，提高经济效益。

2. 完善阶段（1998—2008 年）

这一阶段，随着经济的发展和医院改革的深入，"两则两制"的贯彻实施，根据财政部发布的《事业单位财务规则》，1998 年财政部、卫生部颁布了《医院会计制度》和《医院财务管理制度》。两种制度都是适用于独立核算的公立医疗机构，包括综合医院、专科医院、门诊部（所）、疗养院、卫生院等。

《医院会计制度》规定医院的会计核算除采用权责发生制外，均按照《事业单位会计准则》规定的一般原则和本制度的要求进行。制度对会计科目划分为资产、负债、净资产和收支类。会计报表包括资产负债表、收入支出总表、基金变动情况表及有关附表。

《医院财务制度》指出医院是承担一定福利职能的社会公益事业单位，不以营利为目的。医院财务管理的主要任务是：合理编制医院预算，如实反映财务状况；依法组织收入，努力节约支出；建立健全内部财务管理制度，加强经济核算，提高资金使用效益；加强国有资产管理，防止国有资产流失；对医院经济活动进行财务控制和监督。对医院实行"统一领导、集中管理"的财务管理体制。医院医疗收支和药品收支分开管理，分别核算。将财务活动分为收入管理、支出和费用管理、结余及分配、固定资产管理、负债管理等十一项业务活动。

2000 年卫生部、财政部发布《医院药品收支两条线管理暂行办法》，要求县及县以上公立非营利性医院对医疗收支、药品收支进行分开核算按照财政部对政府收支分类改革的总体部署，从 2006 年 6 月起，各地区、各部门即开始使用新的政府收支分类科目编制 2007 年预算。卫生部下发了《卫生部部本级 2007 年支出功能分类与 2006 年支出科目对照表》和《卫生部部本级 2007 年经济支出分类科目与 2006 年支出科目对照表》，调整和增加了科目，详尽解释科目和处理指导。2006 年卫生部颁布了《医疗机构财务财务会计内部控制规定（试行）》，分预算控制、收入控制、支出控制和货币资金控制等十一项控制活动，这是首次建立和发布的医院内部控制制度，是对医院的内部控制初步的规定。2008 年卫生部出台了《全国卫生财务报表编制说明（2008版）》，对所有卫生部门的财务报表相应规定，其中规范了含城市医院、城市中医院、县级医院、县级中医院、城市社区、乡镇卫生院的医疗机构的资产负债表、收入支出总表、业务收入支出明细表、医疗收入支出明细表、药品收入支出明细表、其他业务收入明细表、净资产变动情况明细表的编制。同年颁布了《接受国（境）外资助的卫生国际合作项目财务管理办法》，以充分发挥项目资金使用效益，统筹国内和国（境）外资金发展卫生事业。

3. 变革阶段（2009 年以来）

修订医院会计制度，建立完善的会计核算体系，既是深化医疗卫生体制改革、促进医院改革的重要内容，也是提升医院内部核算和管理水平、提高医院运营效率的客观要求。2009 年卫生部财务工作的重点之一是研究修订《医院财务制度》《医院会计制度》和医院收支监督办法，加强成本核算和内部分配管理。2009 年财政部多次征求《医院财务制度》和《医院会计制度》的修改意见。

2010 年 12 月 31 日财政部会同卫生部修订印发了《医院财务制度》《医院会计制度》，制定印发了《基层医疗卫生机构财务制度》和《基层医疗卫生机构会计制度》，中国注册会计师协会制定印发了《医院财务报表审计指引》。新的医院财务、会计制度自 2011 年 7 月 1 日起在医院改革国家联系试点城市执行，2012 年 1 月 1 日起在全国执行。基层医疗卫生机构财务、会计制度和医院财务报表审计指引自 2011 年 7 月 1 日起全面执行。

2011 年 12 月卫生部会同国家医药总局颁发了"关于《医院财务制度》和《医院会计制度》的实施意见"，对制度的推进做了更深入的规范。

新修订的医院财务、会计制度强化了预算约束与管理，将医院所有收支全部纳入预算管理，维护预算的完整性、严肃性，杜绝随意调整项目支出等问题，促进医院规范运营。夯实资产负债信息，加强资产管理与财务风险防范，全面、真实反映医院资产负债情况，为严格规范医院筹资和投资行为提供有力的政策依据。科学界定收支分类，规范收支核算管理。硬化成本核算，强化成本控制。改进完善会计科目和财务报告体系。

新修订的医院财务、会计制度充分体现医院的公益性特点，有利于医疗机构加强财务管理和会计核算，全面提升管理水平，提高服务效率和市场竞争力；有利于科学制定医疗服务价格，控制医疗费用不合理增长，逐步降低群众医药费用负担；有利于政府切实加强对医疗机构的财务监管和运行监督，维护公共医疗卫生服务的公益性；有利于充分发挥注册会计师的作用，加强医疗机构审计监督，保障医疗机构财务行为和会计核算合法、科学、规范、透明的原则。

（二）现行医院财务会计制度的基本框架

1998年颁布的医院财务、会计制度对于规范体制转轨初期的医院财务管理与会计核算发挥了重要作用。但随着医疗卫生体制和财政财务管理体制改革的不断深化，医院的运营环境发生了很大变化，迫切需要进一步健全医院的财务、会计和审计制度，完善财务会计管理机制，强化内部控制和外部监督体系，准确核算财务会计信息，满足各方面管理监督的需要。

根据2009年医改意见和实施方案关于医院改革的相关要求，2010年新修订的医院财务、会计制度充分体现医院的公益性特点，强化了医院的收支管理和成本核算，在医疗药品收支核算、医疗成本归集核算体系、会计科目和财务报告体系、医院财务报表注册会计师审计等方面凸显了一系列重大创新。

1. 强化预算管理

新制度明确规定对医院实行"核定收支、定项补助、超支不补、结余按规定使用"的预算管理办法，并规定地方可结合实际，对有条件的医院开展"核定收支、以收抵支、超收上缴、差额补助、奖惩分明"等多种管理办法的试点。在明确医院预算管理总体办法的基础上，与财政预算管理体制改革相衔接，新制度对医院预算的编制、执行、决算等各个环节所遵循的方法、原则、程序等做出了详细规定，并明确了主管部门（或举办单位）、财政部门以及医院等主体在预算管理各环节中的职责。

2. 精细资产负债核算

完整核算所拥有的资产和负债，全面披露资产负债信息。通过折旧、摊销等程序客观反映资产的使用消耗和实际价值。

3. 调整收支的分类

结合政府收支分类的改革，适应医院改革对弱化药品加成补偿机制的要求，根据收入按来源、支出按用途划分的原则，合理调整医院收支分类。将药品收支纳入医疗收支统一核算；科研、教学项目收支单独核算。既体现了医院的公益性质和业务特点，又规范了医院的各项收支核算与管理。

4. 硬化成本核算

为适应医改实施方案提出的"要加强医院成本核算与控制，定期开展医疗服务成本测算，科学考评医疗服务效率"的目标，新制度对成本管理的目标、成本核算的对象与范围、成本分摊的流程、成本分析和成本控制等做出了明确规定；细化了医疗成本归集核算体系，为医疗成本的分摊与核算提供口径一致、可供验证的基础数据。

5. 改进财务报表体系

新制度改进完善了医院财务报告体系，新增了现金流量表、财政补助收支情况表及报表附注，改进了各报表的项目及其排列方式，还提供了作为财务情况说明书附表的成本报表的参考格式。这不仅使医院的财务报表体系与国际惯例和企业会计更为协调，增强了通用性，也兼顾了医院的实际情况，使医院的财务报表体系更为完整，以满足财务管理、预算管理、成本管理等多方面的信息需求。

6.建立财务报表外部审计制度

基于落实医改意见及实施方案有关要求，为摸清医院家底、防范财务风险、完善激励约束机制、加强医院内部预算和成本管理、加强医改资金的使用监督等提供真实、可靠的财务信息，建立了医院财务报表的外部审计制度。注册会计师对医院财务报表进行审计，有助于提高医院会计信息质量，增强财务状况和经营成果的真实性和公信力。

三、会计科目与财务报告

（一）会计科目的设置

1.会计科目设置与使用要求

医院应当按照"医院会计制度"的规定，设置和使用会计科目。

在不影响会计处理和编报会计报表的前提下，可以自行设置"医院会计制度"规定之外的明细科目。

"医院会计制度"统一规定会计科目的编号，以便于编制会计凭证、登记账簿、查阅账目，实行会计信息化管理。医院不得随意打乱重编。

医院在编制会计凭证、登记会计账簿时，应当填列会计科目的名称，或者同时填列会计科目的名称和编号，不得只填列科目编号、不填列科目名称。

2."医院会计制度"统一规定的会计科目

新的医院会计制度规定的会计科目分为五类：资产类、负债类、净资产类、收入类、费用类。与原有的制度相比新的医院会计制度在会计科目设置上的增加与取消的情况为：①取消的科目：药品、药品进销差价、对外投资、固定基金、药品收入、上级补助收入、药品支出、财政专项支出、开办费。②新增的科目：预付账款、累计折旧、累计摊销、固定资产清理、长期待摊费用、短期投资、长期投资、应付票据、应付福利费、应交税费、待冲基金、财政补助结转（余）、科教项目结转（余）、科教项目收入、财政项目补助支出、科教项目支出。

进一步分析有以下特点：

（1）收入类与支出类会计科目分设

旧制度设有收支类会计科目，包括了收入与支出两部分，新制度将收入与支出分为两类，不仅细化了会计科目的分类，而且与收入、费用会计要素保持了一致性。

（2）改进了固定资产与无形资产价值损耗的核算方法

针对购置资产的资金渠道不同，取消"固定基金"科目，新设"待冲基金"科目，反映待资产价值消耗时逐次转销。增设"累计折旧""累计摊销"科目，反映资产的损耗价值和实际价值。

（3）改变了药品单独核算的做法

原制度将药品与医疗业务分离单独核算，新制度依据医改对药品管理机制的变革，对药品的核算实施了重要的改革，包括将药品并入"库存物资"科目，药品收入并入"医疗收入"，药品支出并入"医疗支出"。

（4）科研、教学项目收支单独核算

增设"科教项目收入"科目，将"财政专项支出"科目分设为"财政项目补助支出""科教项目支出"科目。

（5）调整了应付职工薪酬的核算

增设"应付职工薪酬"科目核算，医院对职工个人的全部薪酬支付，取消了"应付工资（离退休费）""应付地方（部门）津贴补贴""应付其他个人收入"科目。

（6）细化了对外投资核算

按投资期限不同将投资账户分为"短期投资"与"长期投资"。

（7）精细了要素核算

增设"固定资产清理""长期待摊费用""预付账款""应付票据""应交税费"等科目。以适应医院经济活动的变化以及精细化核算的需要。

（二）财务报告的编报

医院财务报告是反映医院某一特定日期的财务状况和某一会计期间的收入费用、现金流量等的书面文件。

1.财务报告的构成

（1）医院财务报告由会计报表、会计报表附注和财务情况说明书组成

①会计报表

包括资产负债表、收入费用总表、现金流量表、财政补助收支情况表以及有关附表。

②会计报表附注

医院会计报表附注是为便于会计报表使用者理解会计报表的内容而对会计报表的编制基础、编制依据、编制原则和方法及主要项目等所做的解释。

③财务情况说明书

医院财务情况说明书至少应当对医院的业务开展情况；年度预算执行情况；资产利用、负债管理情况；成本核算及控制情况；绩效考评情况；需要说明的其他事项等做出说明。

（2）医院财务报告包括中期财务报告和年度财务报告

①年度财务报告

年度财务报告则是以整个会计年度为基础编制的财务报告。医院对外提供的年度财务报告应按有关规定经过注册会计师审计。

②中期财务报告

以短于一个完整的会计年度的期间（如季度、月度）编制的财务报告称为中期财务报告。

（3）医院财务报告包括对外财务报告与对内会计报告

对外提供的财务报告的内容、会计报表的种类和格式、会计报表附注应予披露的主要内容等，由国家颁发的"医院会计制度"规定；医院内部管理需要的会计报表由医院自行规定。

2. 新旧会计制度对财务报告规范的比较

新旧制度相比，新会计制度对财务报告规范的变化主要表现在以下几方面。

（1）完善了财务报告体系

新会计制度明确了医院财务报告由会计报表、会计报表附注和财务情况说明书组成；医院财务报告分为中期财务报告和年度财务报告；医院财务报告分为对外财务报表与对内会计报表组成。

（2）改进了会计报表的构成

为适应医疗体制改革对会计信息需求的变化，新会计制度取消了基金变动表、药品收支明细表，增加了现金流量表、财政补助收支情况表。现金流量表是反映特定时期内现金流入、现金流出以及现金净流量情况的报表。财政补助收支情况表是特定时期内财政补助收支及其结转、结余情况的报表。会计报表构成的变化，使得会计信息的加工、输出发生了重大的变化。

（3）提供了成本报表的参考格式

成本报表作为医院内部报表，在"医院会计制度"中提出了参考格式，见表1-1。该格式是医院科室成本报表的格式，医院根据成本核算情况还应当设置编制医疗服务项目成本报表、病种成本报表、床日和诊次成本报表等。

表1-1 成本报表的参考格式

编号	成本报表名称	编制期
成本医 01	表医院各科室直接成本表	月、年
成本医 02	表医院临床服务类科室全成本表	月、年
成本医 03	表医院临床服务类科室全成本构成分析表	月、年

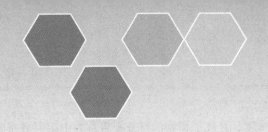

第二章 新会计制度

第一节 财务会计体系

一、医院财务制度的新旧对比

（一）医院财务管理的基本概念

1.医院财务管理的概念与内容

（1）医院财务管理的概念

医院财务管理又称医院理财，是指在一定的财务管理目标下，对医院财务的管理，主要是对医院财务活动（包括筹资活动、投资活动、营运资金活动、收支结余分配活动等）及其在此活动中所产生的财务关系进行的管理。医院财务管理是医院单位管理的一个组成部分，它是根据财经法规制度，按照财务管理的原则，组织财务活动，处理财务关系的一项经济管理工作。简单地说，财务管理是组织医院财务活动，处理财务关系的一项经济管理工作。

（2）医院财务

医院财务是指医院在业务活动过程中的各种财务活动以及由此而形成的各种财务关系的总称，包括财务活动和财务关系两个方面。

医院财务活动是指医院在业务活动过程中资金的筹集、使用及结余分配等活动的总称。从价值形式看主要表现为资金运动。根据医院特点不同，医院的资金运动主要体现为以下两个方面：①医疗服务活动过程中的资金运动：医疗服务活动过程中的资金运动表现为通过国家经常性财政补助、上级补助和医疗收入取得货币资金，再用货币资金购买材料、药品、物资形成储备资金。经过领用在医疗服务过程中消耗后，形成新的货币资金，参加下一次的资金周转；②制剂生产过程中的资金运动：首先从货币资金形态到储备资金形态及其相应的供应过程，其次是从储备资金形态到生产资金形态及其相应的生产过程，再次从成品资金形态回到货币资金形态及其相应的销售过程，制剂通过销售过程又取得了货币资金，以满足病人的需要，取得货币收入继续进行下一次生产储备，使制剂连续地生产。医院资金运动不断循环，周而复始。

总体来看，医院的财务活动包括资金筹集、资金使用和资金结余分配等三个基本方面：①资金筹集，是指医院通过各种方式和法定程序，从不同的资金渠道筹措所需资金的过程，是医院医疗服务活动的起点和基本环节，是医院存在和发展的首要条件。资金来源有两类：一类是接受所有者投入的资金，即医院的自有资金（净资产）；另一类是向债权人借入的资金，即医院的负债。我国医院分为非营利性医院和营利性医院。非营利性医院多数为政府主办，国家是医院的所有者，其筹集资金的渠道包括国家财政补助、主管部门补助、银行信贷、社会捐赠、医院内部积累、其他负债等。而营利性医院的资金主要来源于投资者投入和银行信贷，以及社会捐赠、医院内部积累、其他负债等；②资金使用，是指医院通过各种资金渠道及具体筹资方式取得资金以后，按照经营活动的实际需要，投放资金。主要包括以下用途：一是用于购建房屋、建筑物、医疗设备等固定资产；二是用于开发或外购专利、土地使用权等无形资产；三是用于对外直接投资，如设立分院或联营医院、购买股票等；四是用于购买材料、物资、药品、支付职工工资、支付管理费、保险费等各类费用等。医院资金主要占用在流动资产、固定资产和无形资产等方面；③资金结余分配，是指医院对当年的结余资金，按规定进行分配处理的过程。它反映了该单位对当年结余的资金进行分配处理的情况和结果，其分配对象是事业结余和经营结余。

（3）医院财务关系

医院财务关系是指医院在资金的筹集、调拨、使用、收入与分配过程中同有关方面发生的经济关系。主要表现为：①医院与所有者之间的财务关系。医院的所有者主要有国家、法人单位、个人和外商。我国医院以医院为主，政府是医院的唯一所有者，医院与所有者之间的财务关系，其实质是政府与医院的资金分配关系，主要表现为医院与国家预算之间的拨款与缴款之间的关系。一方面，政府为了保证医院开展医疗业务活动和完成工作任务的资金需要，通过财政预算，对医院实行拨款。政府对医院财政拨款，有经常性事业补助和专项补助。此外，医院还可从财政部门取得财政周转金，定期使用，到期还本并支付占用费等；另一方面，医院在遵守国家有关方针、政策法规和制度的前提下独立经营，对国有资产拥有使用权，并接受有关部门的管理和监督；②与金融机构之间的存贷款之间的关系。主要是指医院与银行等金融机构之间的存款、贷款和结算关系。医院将资金周转过程中暂时闲置的货币资金存入银行，可随时提用，并定期取得利息；医院为了业务需要向银行借款，按规定还本付息；医院对外的一切结算，除按规定使用现金外，都应通过银行转账结算；③与其他单位之间的财务关系。主要是指医院与其他单位之间的物资购销、劳务供应等货币结算的关系；④医院内部各部门、各科室之间的财务关系。主要包括：一是单位内部之间的物资购销、劳务供应等货币结算的关系；二是单位内部之间的财产管理和内部结算关系。在实行内部经济核算的条件下，医院内部各部门、各科室之间相互提供产品或劳务要进行计价结算，产生了资金使用的内部结算与利益分配关系等；⑤医院与病人之间的财务关系。主要是指医院向病人提供医疗服务而收取一定的费用，病人因接受医院提供的服务或产品而应支付相应的费用；⑥医院与职工之间的分配关系。主要是指医院向职工支付劳动报酬的过程中所形成的经济利益关系。医院按照职工提供的劳动数量和质量而支付工资、补助工资、其他工资，以及办理各种欠款的结算。

2. 医院财务管理的环节

财务管理环节是医院财务管理的工作步骤与一般工作程序。一般而言，医院财务管理环节包括：财务预测、财务决策、财务计划、财务预算、财务控制、财务分析、财务考核和财务监督。财务管理的各个环节相互联结，形成财务管理工作的完整过程，被称为财务管理循环。

（1）财务预测

财务预测是根据医院财务活动的历史资料，考虑现实的要求和条件，对医院未来的财务活动做出较为具体的预计和测算的过程。财务预测可以测算各项生产经营方案的经济效益和社会效益，为决策提供可靠的依据；可以预测财务收支的发展变化情况，以确定经营目标；可以测算各项定额和标准，为编制计划、分解计划指标服务。财务预测的方法主要有定性预测和定量预测两类。定性预测法，主要是利用直观材料，依靠个人的主观判断和综合分析能力，对事物未来的状况和趋势做出预测的一种方法；定量预测法，主要是根据变量之间存在的数量关系建立数学模型来进行预测的方法。

（2）财务决策

财务决策是指按照财务战略目标的总体要求，利用专门的方法对各种备选方案进行比较和分析，从中选出最佳方案的过程。财务决策是财务管理的核心，决策的成功与否直接关系到医院的兴衰成败。财务决策的方法主要有两类：一类是经验判断法，是根据决策者的经验来判断选择，常用的方法有淘汰法、排队法、归类法等；另一类是定量分析法，常用的方法有优选对比法、数学微分法、线性规划法、概率决策法等。

（3）财务计划

财务计划是根据医院整体战略目标和规划，结合财务预测的结果，对财务活动进行规划，并以指标形式落实到每一计划期间的过程。财务计划主要通过指标和表格，以货币形式反映在一定的计划期内医院生产经营活动所需要的资金及其来源、财务收入和支出、财务成果及其分配的情况。确定财务计划指标的方法一般有平衡法、因素法、比例法和定额法等。

（4）财务预算

财务预算是根据财务战略、财务计划和各种预测信息，确定预算期内各种预算指标的过程。它是财务战略的具体化，是财务计划的分解和落实。财务预算的方法通常包括固定预算与弹性预算、增量预算与零基预算、定期预算和滚动预算等。

（5）财务控制

财务控制是指利用有关信息和特定手段，对医院的财务活动施加影响或调节，以便实现计划所规定的财务目标的过程。财务控制的方法通常有前馈控制、过程控制、反馈控制三种。

（6）财务分析

财务分析是指根据医院财务报表等信息资料，采用专门方法，系统分析和评价医院财务状况、经营成果以及未来趋势的过程。财务分析的方法通常有比较分析、比率分析、综合分析等。

（7）财务考核

财务考核是指将报告期实际完成数与规定的考核指标进行对比，确定有关责任单位和个人完成任务的过程。财务考核与奖惩紧密联系，是贯彻责任制原则的要求，也是构建激励与约束机制的关键环节。财务考核的形式多种多样，可以用绝对指标、相对指标、完成百分比考核，也可采用多种财务指标进行综合评价考核。

（8）财务监督

财务监督的目的在于督促财务活动符合国家有关政策、法规和制度的规定，揭露财务活动中的弊端和违法行为，威慑和制约不法行为，保证财务活动的正轨运行；促进医院资源的合理配置和有效利用，实现医院经营目标。按照不同的监督主体，财务监督分为内部监督和外部监督。前者指医院外部有关机构对医院实施的监督。按照不同的监督内容，财务监督分为财务状况监督、财务成果监督和财经法纪监督。按照不同的监督阶段，财务监督分为事前监督、事中监督和事后监督。实施财务监督，以国家有关的法令条例和医院的规章制度、财务计划为依据。财务监督一般分为三个工作阶段：①准备阶段。主要工作包括确定检查对象、内容和任务，组织检查人员，安排检查时间；②实施阶段。主要工作包括搜集资料、了解情况、检查取证；③总结阶段。主要工作包括整理检查资料、编写检查报告。

（二）新《医院财务制度》的基本框架

2010年我国医院财务管理制度在借鉴医院财务制度改革成功经验的基础上，对医院的财务制度进行了重大改革，修订了1999年实施的财务管理制度。目前，我国已经形成了以《会计法》等为最高层次的规范制度体系。

在医院单位财务制度规范体系中，《事业单位财务规则》和《医院财务制度》起着核心作用，它们是财务管理实践的经验总结，是对财务管理工作正确指导的规范，是财务管理工作所提供的经济信息应达到的质量要求。

2010年颁布的《医院财务制度》共16章82条。主要分为四大类：第一类是医院财务制度的概念基础，为第一章总则和第十六章附则。主要讲述制度制定依据与目的、适用范围、财务管理体制的建立、制度实施时间等；第二类是对医院财务管理内容的规范，主要包括第三章收入管理、第四章支出管理、第五章成本管理、第六章收支结余管理、第七章流动资产管理、第八章固定资产管理、第九章无形资产及开办费管理、第十章对外投资管理、第十一章负债管理、第十二章净资产管理；第三类是对医院财务管理环节（方法）的规范，包括第二章单位预算管理、第十四章财务报告与分析、第十五章财务监督；第四类是对医院特殊业务的规范，包括第十三章财务清算。

（三）新旧医院财务制度的比较（主要亮点）

与修订前医院财务制度相比，2010年颁布的新《医院财务制度》全面而完整地界定了医院的财务管理制度，并对以前的相关规定进行了重大改革。主要表现在以下几个方面：

1. 根据职能定位，明确制度适用范围

卫生事业服务体系是一个庞大的系统，由众多不同类型的事业单位构成。不同类型的医院适用于不同的财务制度，因而进行卫生事业财务管理一定要了解卫生事业单位经济活动的特点和所采用的财务制度，否则就会引起财务管理的混乱，影响卫生事业的发展。因此，应根据各类卫生事业单位的职能性质，确定其适用的财务制度。新《医院财务制度》适用于境内各级各类独立核算的医院，包括综合医院、中医院、专科医院、门诊部（所）、疗养院等，不包括城市社区卫生服务中心（站）、乡镇卫生院等基层医疗卫生机构。社会资本举办的非营利性医疗机构参照执行本制度。这样做有利于实现卫生全行业管理，有利于深化医药卫生体制改革，规范会计核算口径，实施区域卫生规划等。

2. 完善医院财务管理体制，规范财务行为

医院财务管理体制就是规范财务行为、协调各方面财务关系的制度，其核心问题是如何配置财务管理权限。医院财务管理体制具体包括医院的财务组织体制和医院的财务管理制度两大部分。新《医院财务制度》强调了建立专门医院财务管理组织机构和配备专职财务人员，三级医院需设置总会计师，其他医院可根据实际情况参照设置；并明确提出医院和基层医疗卫生机构均实行"统一领导、集中管理"的财务管理体制。这些规定有利于规范医院财务行为，完善医院财务管理体制。

3. 落实医改意见，强化预算约束

第一，根据医院的特点、收支状况和发展方向以及国家财政和财力水平，新《医院财务制度》明确国家对医院实行"核定收支、定项补助、超支不补、结余按规定使用"的预算管理办法。地方可结合本地实际，对有条件的医院开展"核定收支、以收抵支、超收上缴、差额补助、奖惩分明"等多种管理办法的试点。该制度一是体现了财政部门和医院主管部门对医院收支实行统一管理的指导思想，所有收支全部纳入预算管理，分别编制收入预算和支出预算，以全面反映医院财务收支活动；二是对有条件的医院实行"差额补助、奖惩分明"的预算管理办法；三是取消了"定额补助"的提法，改变了小型医院一般以定额补助为主的做法。适用本制度的医院采用"定项补助"或"差额补助"的做法。

第二，完善了医院全面预算管理的全过程。单位预算管理包括预算编制（包括调整）、预算执行、预算控制、预算分析和考核等。修订前制度侧重于强调预算编制，新制度不仅对预算编制做出规范，而且对预算执行、预算控制、预算分析和考核等均做出了规范，并注重预算目标的审批、分解与落实。

第三，把预算考核纳入绩效考评，作为其重要内容。一是医院要加强预算执行结果的分析和考核，并将预算执行结果、成本控制目标实现情况和业务工作效率等一并作为内部业务综合考核的重要内容；二是逐步建立与年终评比、收入分配挂钩机制；三是主管部门（或举办单位）应会同财政部门制定绩效考核办法，对医院预算执行、成本控制以及业务工作等情况进行综合考核评价，并将结果作为对医院决策和管理层进行综合考核、实行奖惩的重要依据。

4.科学界定医院收支分类，规范了收支管理

医院收支分类，就是对医院收入和支出进行类别和层次划分，以全面、准确、清晰地反映医院收支活动。医院收支分类科目是编制医院预决算、组织预算执行以及医院进行会计明细核算的重要依据。

根据国家卫生部颁发的《全国医院工作条例》指出："医院"以医疗工作为中心，在提高医疗质量的基础上，保证教学和科研任务的完成，并不断提高教学质量和科研水平。同时做好扩大预防、指导基层和计划生产的技术工作。在国外，也有的将医院功能分为照料病员、培养医师及其他人员、增进大众健康和推进医学研究四个方面。因而，医院的基本功能为医疗，同时要担负教育培训医务人员及其他人员，开展科学研究、预防和社会医疗服务四项任务。新制度根据医院的功能进行医院收支分类，新制度规定，根据收入按来源、支出按用途划分的原则，合理调整医院收支分类，配合推进医药分开改革进程，弱化药品加成对医院的补偿作用，将药品收支纳入医疗收支统一核算，根据业务活动需要，收支分类中单独核算科研、教学项目收支。这些规定既体现了医院的公益性质和业务特点，又规范了医院的各项收支核算与管理。

5.新增成本管理一章，强化成本控制

修订前《医院财务制度》只对成本核算加以规范，新《医院财务制度》对成本管理的目标、成本核算的对象、成本分摊的流程、成本范围、成本分析和成本控制等做出了明确规定，不仅更加详细地规范了成本核算的内容（分为科室成本核算、医疗服务项目成本核算、病种成本核算、床日和诊次成本核算），而且增加了对成本控制的要求。从而有利于提高医院成本管理水平。

6.规范医院的结余及其分配，加强了结余管理

与修订前《医院财务制度》相比，新《医院财务制度》不同在于：一是由于新旧制度对医院收支分类划分不同，因而新旧制度在收支结余的内容、计算、结余分配等方面存在差异；二是新增了结余管理的要求。

7.与时俱进修订相关内容，强调资产管理和财务风险防范

根据财政管理体制改革、医改的推进和财务管理环境变化，新《医院财务制度》修订了资产管理、负债管理、净资产管理、财务清算的有关内容。主要修订内容有：

（1）资产管理方面，根据国库集中支付制度增加了零余额账户用款额度、财政应返还资金内容，增加了计提坏账准备方法和修订计提比例，修订了固定资产的界定条件和分类，新增在建工程的管理规范，要求固定资产（图书除外）计提折旧和减值准备，修改开办费摊销方式，增加对外投资风险控制的要求；（2）负债管理方面，增加了医院负债筹资风险管理的要求；（3）净资产管理方面，取消固定基金，增设待冲基金。取消专用基金中的修购基金，增设累计折旧作为固定资产备抵科目。在专用基金中增设医疗风险基金；对于职工福利基金和医疗风险基金滚存较多的，可以适当降低提取比例或者暂停提取。待分配结余改为未弥补亏损；（4）财务清算方面，

修订了清算情形'：医院发生撤销、划转、合并、分立时，应当进行清算。

8.新增财务监督一章，强调对医院财务管理的监督

与修订前《医院财务制度》相比，新《医院财务制度》新增加第十五章财务监督的内容，规定根据国家有关法律、法规和财务规章制度，对医院预算管理、收入管理、支出管理、资产管理和负债管理等财务活动进行监督。这些规定有利于制约医院违规行为，促进医院财务活动良性发展。

二、医院财务制度的总则

医院财务制度总则主要讲述医院财务制度制定的目的与依据、适用范围、医院财务管理的基本原则和主要任务、财务管理组织体系以及财务管理体制。

（一）制定的目的与依据

为了适应社会主义市场经济和医疗卫生事业发展的需要，加强医院财务管理和监督，规范医院财务行为，提高资金使用效益，根据国家有关法律法规、《事业单位财务规则》（财政部令第8号）以及国家关于深化医药卫生体制改革的相关规定，结合医院特点制定医院财务制度。

（二）适用范围（医院的概念与分类、性质）

1.医院的概念与分类

（1）医院的概念

对于医院的概念有着不同的解释：

世界卫生组织（WHO）提出的医院定义是："医院是社会和医学系统中一个完整的组织，它的功能是为人们提供完善的健康服务，包括医疗和预防两个方面以及从门诊延伸到家庭的医疗服务。医院也是培训医务人员和研究医学科学的中心。"这是对现代医院的基本要求。

中华人民共和国成立后，我国对医院的定义是："医院是治病防病、保障人民健康，设有病房和门诊的医疗预防机构。医院中专业卫生技术人员集中，拥有医疗器材比较齐全，能以精湛的技术为病人诊治疾病，担负预防保健工作，并结合医疗预防开展医学科学研究和卫生专业人员培训工作。"

在日本以私人医院为主，在医院的概念中不能不把规模较小的私人医院包括在内，因而其医院的定义是："医院是医师或牙科医师为公众和特定人群进行医疗服务的场所，应有收容20名以上病人的设施，医院应以病人能享受到科学、恰当、方便的诊疗为主要目的进行组织和运营。"

可见，医院指以向人提供医疗护理服务为主要目的的医疗机构。其服务对象不仅包括患者和伤员，也包括处于特定生理状态的健康人（如孕妇、产妇、新生儿）以及完全健康的人（如来医院进行体格检查或口腔清洁的人）。

（2）医院的分类

根据不同分类标准，医院有不同的分类。

①根据我国《医院分级管理办法（试行草案）》的规定，医院按功能、任务不同可分为三级：

一级医院：是直接向一定人口的社区提供预防、医疗、保健、康复服务的基层医院、卫生院，

包括农村乡镇卫生院、城市街道卫生院、地市级的区医院和相当规模的工矿、企事业单位的职工医院。

二级医院：是向多个社区提供综合医疗卫生服务和承担一定教学、科研任务的地区性医院，包括各地一般市、县医院以及省、直辖市的区级医院。

三级医院：是向几个地区提供高水平专科性医疗卫生服务和执行高等教育、科研任务的区域性以上的医院，包括中央、省、市直属的城市大医院及高等医学院校的附属医院。

②根据我国《关于城镇医疗机构分类管理的实施意见》（国办发〔2000〕16号），医院根据医疗机构的经营目的、服务任务，以及执行不同的财政、税收、价格政策和财务会计制度不同可分为两种：

非营利性医疗机构：是指为社会公众利益服务而设立和运营的医疗机构，不以营利为目的，其收入用于弥补医疗服务成本，实际运营中的收支结余只能用于自身的发展，如改善医疗条件、引进技术、开展新的医疗服务项目等。

营利性医疗机构：是指医疗服务所得收益可用于投资者经济回报的医疗机构。

③随着医院功能的扩大和分化，医院按功能可分为以下几种：

综合医院：多种专科的综合性医院，主要从事疾病诊治。大型医院主要从事急危重症、疑难病症的诊疗，并结合临床开展教育科研工作。综合医院在发达国家大多数为急性病医院，在我国多为国有大型医院。

专科医院：特定专科疾病的诊治研究机构，一般只针对特定疾病的病人进行医疗活动，主要从事疾病诊治，并结合临床开展教育科研工作，如传染病医院、妇产医院等特殊治疗中心、急救中心等。

长期疾病医院：对一些慢性病进行治疗的医院，如老年病医院、康复医院、临终关怀医院以及护理之家等。

其他：由于医院进行细分后，有些医疗机构因不具备疾病诊治及急危重症、疑难病症的诊疗功能，不能划归为一般的治疗性医院，如保健院（所）、健康体检中心、诊疗所等。

④随着医院产权多元化发展，医院按产权属性可分为以下几种：

全民所有制医院：全民所有制医院是由全体社会成员共同占有生产资料的一种公有制形式医院。全民所有制医院在我国医疗卫生事业中发挥着主导作用，担负着我国主要的医疗保健任务。全民所有制医院在数量上占有绝对优势，拥有较先进的医疗设备和仪器，集中了一大批高、中级专业医务人员，代表了国家和地区先进的医疗业务水平和技术水平，承担了大量的防病治病工作，是形成我国城乡三级医疗网络的主导力量。

集体所有制医院：集体所有制医院是由部分劳动群众共同占有生产资料的一种公有制形式医院。在我国，集体所有制医院从地区上划分大致有两类：一是城镇街道或集体所有制工商企业的卫生院、卫生所、医务室；二是部分乡村卫生院、卫生所等。集体所有制医院任务同全民所有制医院一样，都是社会主义卫生事业中的公有制经济，它们共同组成了社会主义卫生事业生产关系的基础。集体所有制医院是我国城乡卫生事业的基层医疗卫生组织和医疗预防中心，是做好防病治病工作的极为重要的力量，服务灵活，适应性强，立足于为本地区居民和中小型企业服务，因此，情况熟悉，群众就医方便。

股份制医院：股份制医院是在改革中涌现出来的一种新型的医疗机构。具体又包括以下几种类型：

一是股份有限（公司）医院：是由一定人数以上的股东所发起组成，全部资本被划分为若干等额股份，并通过向社会公开发行股票（或股权证）筹集资本，股东就其所认股份对（公司）医院负有限责任，股票可以自由转让，（公司）医院以其全部资产对（公司）医院债务承担责任。

二是有限责任（公司）医院：亦称有限（公司）医院。一般指依法成立，由法律规定的一定人数的股东组成，（公司）医院不公开发行股票，股东以其认定的出资额对（公司）医院负责，（公司）医院以其全部资产对医院债务负责。

三是合资医院：是中外合资经营医院的简称。合资医院是由一个或几个外国公司、医院或其他经济组织和个人（简称外国合营者），经中国政府批准，在中华人民共和国境内同一个或几个中国的公司、医院或其他经济组织（简称中国合营者）共同投资兴办的受中国法律保护管辖的股权式合营医院。

私立医院：由个人出资兴办的医院，医院的所有权归出资者所有。目前我国私立医院规模一般较小，多以专科医院出现，是其他医院医疗服务的补充，属营利性质的医院。

2.医院财务制度的适用范围

根据制度规定，《医院财务制度》适用于中华人民共和国境内各级各类独立核算的医院（以下简称医院），包括综合医院、中医院、专科医院、门诊部（所）、疗养院等，不包括城市社区卫生服务中心（站）、乡镇卫生院等基层医疗卫生机构。

所谓医院是指政府举办的纳入财政预算管理的医院，也就是国营医院、国家出钱办的医院。医院分三个等级，一级是社区医院，二级是县级的医院，三级是市级的医院。该制度适用于县级及其以上的医院。

（三）基本原则

医院财务管理的原则是用来规范财务行为，进行财务管理必须遵循的准则。它是由医院的性质及其组织管理的要求所决定的，是组织医院经济活动、处理财务关系的准则。它体现了理财活动规律性的行为规范，是对财务管理提出的基本要求。医院财务管理的基本原则是：执行国家有关法律、法规和财务规章制度；坚持厉行节约、勤俭办事业的方针；正确处理社会效益和经济效益的关系，正确处理国家、单位和个人之间的利益关系，保持医院的公益性。具体来讲，医院财务管理应遵循以下几项原则：

1. 合法性原则

所谓合法性原则是指医院各项财务活动应该遵守和执行国家有关法律、法规和财务规章制度。

2. 效率性原则

效率性原则是指医院资金有效地使用，进一步来讲效率性原则实质上就是资金合理配置原则。所谓资金合理配置原则，是指通过对资金的运用、调拨和组织，来保证各类资产具有最优化的结构比例关系。医院财务管理是对医院全部资金的管理，医院财务管理从筹资开始，到资金收回为止，经历了资金筹集、投放、收回、分配等几个阶段。只有把资金按合理的比例配置在医院医疗服务的各个过程中，合理地安排医院各种资金结构问题，才能实现医院物质资源的优化配置。因此，资金合理配置是医院持续高效发展的必不可少的条件。

3. 公益性原则

医院财务管理在组织资金运动过程中，与各有关方面发生密切的经济联系。公益性原则，是指在财务管理中利用经济手段协调医院与国家、员工、病人、往来单位、内部各部门等之间的利益关系，维护各方的合法权益，保持医院的公益性。要求正确处理社会效益和经济效益的关系，正确处理国家、单位和个人之间的利益关系，保持医院的公益性。也就是说，医院财务管理要在法制轨道上运行，要自觉维护国家的利益，顾全大局。但在讲求社会效益的同时，医院财务管理还要兼顾单位经济利益，讲求经济效果，要充分利用医院现有的人力资源、物力资源、财力资源，最大限度地满足社会医疗需求。在处理医院与职工之间的关系时，要坚持社会主义按劳分配制度，多劳多得，优劳优得，效率优先，兼顾公平，既要防止片面强调单位和个人的利益，忽视国家利益的现象，又要防止单纯强调国家利益，忽视单位和个人利益的现象。医院对债权人要按期还本付息，与其他单位之间要实行等价交换，医院内部各部门之间要划清责、权、利。总之，医院在处理各种财务关系时要遵守国家法律；认真执行政策，保障有关各方应得的利益。在经济生活中，个人利益和集体利益、局部利益和全局利益、眼前利益和长远利益也会发生矛盾，而这些矛盾往往是不可能完全靠经济利益的调节来解决的。在处理物质利益关系的时候，一定要加强思想政治工作，提倡照顾全局利益，防止本位主义、极端个人主义。

4. 收支平衡原则

所谓收支平衡原则，是指一定期间资金收支在总量和时点上协调平衡。医院财务管理，是以预算管理为中心，有序开展各项服务。要根据现有财力来安排各项开支，要做到以收定支，收支平衡，略有结余，防止出现经费赤字。

此外，医院财务管理还应考虑成本效益原则和收益与风险均衡原则。

（四）医院财务管理的主要任务

根据《医院财务制度》规定，医院财务管理的主要任务是：

科学合理编制预算，真实反映财务状况。

依法组织收入，努力节约支出。

健全财务管理制度，完善内部控制机制。

加强经济管理，实行成本核算，强化成本控制，实施绩效考评，提高资金使用效益。

加强国有资产管理，合理配置和有效利用国有资产，维护国有资产权益。

加强经济活动的财务控制和监督，防范财务风险。

（五）医院财务管理组织体系与机构设置

1. 医院组织结构

所谓组织结构，是指社会组织中建立起来的各种部门机构之间，以及以部门机构为依托的组织成员之间的权利和责任关系的结合方式，是表现组织各部分排列顺序、空间位置、聚集状态、联系方式以及各要素之间相互关系的一种模式，是执行管理和经营任务的体制，是组织内部的基本架构。合理的组织结构是单位存在和发展的基本前提，是实现单位目标，提高管理效率的物质基础。一个组织结构存在三个相互联系的要素：管理层次的划分、部门的划分和职权的划分。组织结构的设计必须达到精简、高效、统一的目的。医院组织结构的主要功能包括：指导与服务功能，管理与协调功能，监督、考核和保护功能。

医院常见的组织结构类型有以下三种：

（1）直线型组织结构

直线型组织结构又称单线制或简单结构，是最早被采用，也是最为简单的一种组织结构形式。其主要特点是：各级组织依层次由上级垂直领导与管辖，指挥和命令是从组织最高层到最低层按垂直方向自上而下的传达和贯彻；最高首长集指挥权与管理职能于一身，对下属负有全权，政出一门；每一层级的平行单位各自分立，各自负责，无横向联系，纵向联系也只对上司负责，这种组织结构以权限清楚，职责明确，活动范围稳定、不设专门的职能机构、没有中间环节，关系简明、机构精简、节约高效见长。其缺点是：在任务分配和人事安排上缺乏分工与协作，因而难以胜任复杂的职能；组织结构刻板，缺乏弹性，不利于调动下级的积极性；权限高度集中，易于造成家长式管理作风，形成独断专行，长官意志；使组织成员产生自主危机，在心理上形成疏远感。这种组织结构的适用范围是有限的，它只适应于小规模组织，或者是组织规模较大但活动内容比较单纯、简单的情况，如卫生院、街道医院等一级医院。

（2）直线职能型组织结构

直线职能型式组织结构是在直线制和职能制的基础上，取长补短，吸取这两种形式的优点而建立起来的，按照组织和管理职能来划分医院的部门和设置机构的一种组织结构，这种组织结构有两个显著的特点：一是按照组织的任务和管理职能划分部门，设立机构，实行专业分工，加强专业管理；二是这类结构将管理部门和管理人员分为两大类：一类是直线指挥机构和管理人员；另一类是职能机构和管理人员（也称为参谋部门和人员）。直线指挥机构和人员在自己的职权范围内有决策权，对下属有指挥和命令的权力，并对自己职责范围之内的工作承担全部责任；而职能机构及其人员，通常只是直线指挥人员的参谋，没有决策权和指挥权，在提供信息、预测、决策方案，各种建议以及监督决策方案实施方面进行辅助工作。其中参谋人员由综合性参谋职能部门（如院长办公室、医务科等）和专业性参谋职能部门（如人事科、财务科、设备科、信息科等）构成。直线职能型组织结构的优点是：集中领导，职责分明，组织稳定性高。其缺点是：下级部门的积极性和主动性不易发挥，部门之间横向沟通少，权力高度集中。这种组织形式比较适用于中等规模的医院，我国的区、县中心医院等二级及二级以上的医院绝大多数采用这种组织结构形式。

（3）矩阵型组织结构

矩阵型组织结构就是由纵横两种管理系列组合而成的方形结构。一种是纵向的职能部门结构；一种是横向的项目管理结构。二者交叉重叠，便组成矩阵式组织结构。它使组织机构既保留纵向的垂直领导系统，又使横向之间发生联系。矩阵型组织结构是实现多重组合的一种方式。矩阵是横向联系的一种有利方式，其独特之处是同时使用辅助诊疗部（横向的）和医务部（纵向的）结构，辅助科主任和医疗部主任在组织内拥有同等的权力。矩阵型组织结构的特点：①它是为了完成某种特定的任务，如完成一个工程项目或开发一种新产品，由有关职能部门组成一个小组，以利于利用各方力量，协调各方面活动，保证任务的完成；②项目小组的成员接受双重领导，既服从于小组负责人的领导，又要受所属职能部门的领导；③矩阵组织的形式是固定的，但每个小组是临时的，在完成任务后立即撤销。矩阵型组织结构的优点是：把组织中的横向联系和纵向联系结合起来，加强各职能部门之间的配合；把不同部门的专业人员集中在一起，有利于知识互补，开发新产品；这种组织结构具有很大的灵活性，应变迅速。但是它也有不足之处：由于实行双重领导，容易由于意见分歧造成工作上的矛盾；专项组织与职能组织的权力平衡，各项工作在时间、成本、效益等方面的平衡很难实现；加之专项小组多是临时性的，小组成员容易产生临时观念，使职工角色知觉模糊、产生不稳定感和迷茫感。这种组织结构对医疗任务重、业务情况复杂、辅助诊疗技术较高、科研任务较多的大型医疗单位是一种行之有效的组织形式。

组织结构是随着生产力和社会的发展而不断发展的，是组织的成员为实现组织整体目标而进行分工协作，在职务范围、责任、权利等方面进行划分所形成的结构体系。在现实医院管理活动中，大部分医院并不是采用纯粹的一种组织结构类型，而是多种类型的结合体，医院组织结构的选择主要取决于医院的任务和目标、医院的内外部环境、技术和医院管理要求等特点，包括领导体制、科室设置及其隶属关系和工作关系，这就使得不同医院的组织结构各不相同，因此，每个医院管理者应该了解各种组织结构形式的特点，根据组织所面临的情景适时地设计和再造最适合于本组织的结构形态。

2.医院机构设置及权责分配

医院应当根据国家有关法律法规和单位章程，结合实际情况，科学界定决策、管理、执行、监督等各方面的职责权限，形成科学有效的职责分工和制衡机制，切实发挥相关机构和人员的职能作用，为医院财务管理提供的组织结构保障和工作机制保障。医院的机构和人员的设置要坚持权责明确、相互制衡的原则。

医院应当根据业务目标、职能划分和管理要求，结合业务特点和内部控制要求设置内部机构。医院应合理设置机构人员，将职务、职责和职权形成规范，既要明确规定每一个管理层次和各个机构部门的职责范围，又要赋予其完成职责所必需的管理权限。合理的机构人员设置要能够保证对于每项经济业务，从纵向来说至少要经过上下两级，上级受下级牵制，下级受上级监督，从横向来说至少要经过无隶属关系的两个机构部门。

医院应当确保内部机构、岗位和人员的合理设置及其职责权限的合理划分，坚持不相容职务相互分离，确保不同机构和岗位之间相互制约、相互监督。同时，医院在设置机构人员时，还应注意精简，使机构和人员有充分的灵活性。医院可用组织结构图和操作手册等方式，清楚明确地反映内部各机构部门之间垂直领导和横向协作关系。医院在设置人员和对人员进行权责分配时，要实现对权力的制衡。绝对的集权能够有效地防止错弊发生，但是它没有效率。因此医院必须将权力分配到相应部门的人员，同时进行权力之间的制衡。如将审批、执行、监督、记录等权力分配给各层次的管理者，这样可以防止权力的滥用。

3. 医院财务机构设置及人员配置

（1）财务机构的设置

在市场经济条件下，医院财务管理是一项开放性、动态性、综合性的管理活动，在整个医院经营管理工作中具有举足轻重的地位。因此，在医院内部，财务机构的科学设置和合格财务管理人员的合理聘用，对财务管理职能的发挥，具有十分重要的意义。目前大多数医院是会计、财务管理合一的机构模式，这种模式已难以适应新的财务管理现实情况。因而迫切需要财务管理和会计的分离，建立独立的财务机构，配备足够的财务人员，以解决医院日益复杂的理财工作。

医院财务机构的组织领导体制，应依照法律规定和医院章程确定。医院应设立专门的财务机构。院长为医院财务总负责人，对医院财务负总责；执行院长为各医疗分支机构财务总负责人，对本单位的财务负总责；对于三级医院必须设置总会计师。在执行院长或总会计师之下，设置平行的财务部门和会计部门，分别执行财务职能和会计职能，将原隶属于会计部的财务职能分离出来。财务部门主要职责是：维护财经纪律；负责医院财务管理工作，承担资金筹集、编制财务预算、投资经营决策、营运资本日常管理、信用和保险、收支结余分配以及日常财务活动的控制、分析、评价并提出报告；提高财务管理水平。

财务部门具体可设置下列部门：①预算组。其职责是负责编制医院财务预算，包括现金预算、收入预算、成本支出预算、结余资金预算、资本预算等，并负责各项预算执行情况的检查；②现金管理组。负责现金、银行存款的保管、出纳与结算，对现金预算执行情况提出报告；③信用管理组。具体负责信用政策的制定和执行，对应收账款进行账龄分析并对过期账款进行催收；④筹资管理组。根据资本预算，负责核定资金需要量，筹集资金，对资本结构和资金成本进行控制；⑤投资管理组。负责对医院各种投资进行预测，提出决策建议，对投资项目的现金流量进行估计并对其进行控制，对投资方案进行经济评价；⑥收支结余管理组。负责制定医院收支结余规划，对收支结余计划执行和完成情况进行监督和评价；制定和实施医院收支结余分配方案；⑦分析和资本运营组。负责医院财务状况和经营成果的分析与评价，提出改善财务状况和提高经济效益的报告，负责对日常资金运营状况进行控制和监督。

医院财务机构独立设置，是一种新的管理模式，需要在长期的实践中探索，并要符合五项原则：①适合实际原则。财务机构的设置，应符合医院组织形式的现状，防止一刀切现象的发生。一般而言，大型医院特别是三级医院等理财活动复杂的医院，应根据需要，设置独立财务机构。而理财活动相对简单的中小型医院，可以继续采取财务会计合一的机构设置模式；②成本效益原则。机构的设置，必然需要花费一定的成本，投入一定的人、财、物力。这就需要医院权衡利弊，只有当机构设置带来的效益能够弥补其所花费的成本时，财务机构的设置才是可行的；③科学有效原则。医院组织机构设置，有其自身的规律性和科学性，财务机构的设置，也必须本着科学性原则，同时要有利于提高管理效率，防止机构臃肿，人浮于事；④系统配合原则。医院组织机构是一个系统，具有集合性、关联性、环境适应性、功能性、动态性和层次性等特征，在财务机构设置时，应进行系统分析，做出系统设计，使财务机构和相关机构特别是会计机构密切配合，共同完成医院管理系统任务；⑤国际惯例原则。财务机构的设置，在考虑我国医院现状的同时，应借鉴国际成功经验，尽量符合国际惯例，以便利于和国际经济接轨。

（2）财务人员的配置

按国家有关规定配备一定数量具有执业资格的专职人员，会计人员须持证上岗。三级医院须设置总会计师，其他医院可根据实际情况参照设置。一般地，院长为医院财务总负责人，对医院财务负责。执行院长或总会计师（三级医院须设置总会计师）为各医疗分支机构财务总负责人，对本单位的财务负总责。在财务部，设财务主管，其职责主要是负责组织财务部的日常工作，协调与其他部门的关系，向执行院长或总会计师报告工作。医疗分支机构的财务主管人员由医院任命，接受医院财务部门的管理。各医疗分支机构按内控管理制度要求设置相应的岗位。在财务主管之下，可根据医院财务部门的岗位需要配备一定数量具有执业资格的专职财务人员。

（六）财务管理体制

1. 财务管理体制的概念与类型

财务管理是财务活动组织和财务关系协调的总和，它必须通过一定的组织机构和一定的制度安排来实现财务管理的职能与目标。财务管理体制就是规范财务行为、协调各方面财务关系的制度。具体而言，财务管理体制是明确单位医院各财务层级财务权限、责任和利益的制度，其核心问题是如何配置财务管理权限，财务管理体制决定着财务管理的运行机制和实施模式。医院财务管理体制，具体包括医院的财务组织体制和医院的财务管理制度两大部分。

财务管理体制按其集权化的程度可分为三种类型：集权型财务管理体制、分权型财务管理体制和集权与分权相结合型财务管理体制。

（1）集权型财务管理体制

它是指单位对各所属单位的所有财务管理决策都进行集中统一，各所属单位没有财务决策权，单位总部财务部门不但参与决策和执行决策，在特定情况下还直接参与各所属单位的执行过程。集权型财务管理体制下，单位内部的主要管理权限集中于单位总部，各所属单位执行单位总部的各项指令。它的优点在于：单位内部的各项决策均由单位总部制定和部署，单位内部可充分展现其一体化管理的优势，利用单位的人、财、物、信息资源，努力降低资金成本和风险损失，使决策的统一化、制度化得到有力的保障，有利于在整个单位内部优化配置资源。它的缺点是：集权过度会I使各所属单位缺乏主动性、积极性，丧失活力，也可能因为决策程序相对复杂而失去适应市场的弹性，丧失市场机会。

（2）分权型财务管理体制

它是指单位将财务决策权与管理权完全下放到各所属单位，各所属单位只需对一些决策结果报请单位总部备案即可。分权型财务管理体制下，单位内部的管理权限分散于各所属单位，各所属单位在人、财、物、供、产、销等方面有决定权。它的优点是：由于各所属单位负责人有权对影响经营成果的因素进行控制，及时处理本单位出现的问题，因地制宜地搞好各项业务，也有利于分散经营风险。它的缺点是：各所属单位从本位利益出发安排财务活动，缺乏全局观念和整体意识，从而可能导致资金管理分散、资金成本增大、成本支出失控、结余分配无序。

（3）集权与分权相结合型财务管理体制

其实质就是集权下的分权，单位对各所属单位在所有重大问题的决策与处理上实行高度集权，各所属单位则对日常经营活动具有较大的自主权。集权与分权相结合型财务管理体制意在以单位发展战略和经营目标为核心，将单位内重大决策权集中于单位总部，而赋予各所属单位自主经营权。其主要特点是：①在制度上，单位内应制定统一的内部管理制度，明确财务权限及收益分配方法，各所属单位应遵照执行，并根据自身的特点加以补充；②在管理上，利用单位的各项优势，对部分权限集中管理；③在经营上，充分调动各所属单位的生产经营积极性。各所属单位围绕单位发展战略和经营目标，在遵守单位统一制度的前提下，可自主制定生产经营的各项决策。为避免配合失误，明确责任，凡需要由单位总部决定的事项，在规定时间内，单位总部应明确答复，否则，各所属单位有权自行处置。因此，集权与分权相结合型的财务管理体制，吸收了集权型和分权型财务管理体制各自的优点，避免了二者各自的缺点，从而具有较大的优越性。

2.医院的财务组织体制

医院财务管理体制，具体包括医院的财务组织体制和医院的财务管理制度两部分。《医院财务制度》第一章总则第七条明确规定：医院实行"统一领导、集中管理"的财务管理体制。医院的财务活动在医院负责人及总会计师领导下，由医院财务部门集中管理。

"统一领导、集中管理"属于集权型财务管理体制，是指在医院统一领导下，根据事业发展的需要统筹安排和使用医院的各项经费和资源，对财经工作和财务活动进行集中管理。统一领导是指医院一切财务活动在总院长的领导下，医院财务实行"计划"为特征的总院长负责制。其主要内容包括统一财经方针政策、统一财务收支计划、统一财务规章制度、统一资金集中调配和统一财会业务领导；集中管理是指医院一切财务活动由医院财务部门集中负责管理。其主要内容包括财权的集中管理权、财务规章制度制定和执行的集中管理权、会计核算和会计事务的集中管理权。

"统一领导、集中管理"的财务管理体制的优点是权力集中，便于直接管理；缺点是由于财权及财经工作的管理权过于集中，不利于调动医院内部各单位增收节支的积极性。

此外，应结合我国医院实际情况和管理需要，对于规模较大的综合性医院应实行集权与分权相结合型财务管理体制，即实行"统一领导，分级管理"的财务管理体制。分级管理是指医院财经工作和财务收支在建立健全规章制度、明确院内各级各单位权责关系和统一领导的基础上，根据财权划分、事权与财权相结合的原则，由医院和院内各级各单位（即二级单位）进行分级管理。这种财务管理体制的优点是可以充分调动院内各单位当家理财和增收节支的积极性，理顺财务关系，加强经济责任制。但须注意的是，医院应在建立健全各项财经政策和财务规章制度，机构设置完善，人员配备齐全，财务关系清楚，权、责、利明确，并保证院级宏观调控能力的情况下，才能实行分级管理。

（七）医院的财务管理制度

医院财务管理制度是组织财务活动、处理财务关系的基本规则。2010年12月，财政部和卫生部共同发布了《医院财务制度》（财社〔2010〕306号），并自2011年7月1日起在医院改革国家联系试点城市执行，自2012年1月1日起在全国执行。这一法规全面而完整地界定了医院的财务管理制度，并对以前的相关规定进行了重大改革。

第二节 预算会计体系

一、医院预算概述

（一）我国医院预算管理制度的历史演进

预算管理是将组织的决策目标及其资源配置方式以预算的方式加以量化，并使之得以实现的组织内部管理活动或过程的总称。预算管理的依据是预算，即对组织某一特定时期如何取得和有效使用财务资源的详细计划我国医院预算管理是随着我国政府预算管理体制的演变而变化的，其发展大致经历了四个阶段：

第一阶段：中华人民共和国建立以后，为适应社会主义计划经济体制的要求，我国1951年发布了第一部关于预算管理的规范性文件《预算决算暂行条例》，对如何进行预算的编制做出了明确的规定。政府对医院的预算管理实行统收统支的预算管理办法，医院预算只是一个全院总预算，由财务部门根据基数增减法编制，主要目的是为财政拨款提供依据。

第二阶段：1988年2月2日，卫生部、财政部联合颁布了《医院财务管理办法》，对医院实行"全额管理，差额（定额、定项）补助，超支不补，结余留用"的预算管理办法，改变计划经济体制下国家财政对事业单位财务"统收统支"的做法，实行全额预算管理。

第三阶段：1998年11月17日，财政部、卫生部联合颁布了《医院财务制度》，该制度规定，政府对医院实行"核定收支、定额或定项补助、超支不补、结余留用"的预算管理办法，此后预算作为一种管理手段，逐渐受到重视。此后，2005年卫生部推行医院管理年，在《医院管理评价指南（试行）》中明确将预算管理纳入医院管理考核的一部分。2006年卫生部颁布的《医疗机构财务会计内部控制规定（试行）》中规定预算控制是医院内部控制的一部分，明确提出"建立健全预算编制、审批、执行、调整、分析、考核等管理制度"的要求，并提出预算的编制要有除财务部门以外的相关部门的参与。

第四阶段：2010年12月28日，财政部、卫生部联合颁布了《医院财务制度》，该制度规定，国家对医院实行"核定收支、定项补助、超支不补、结余按规定使用"的预算管理办法。地方可结合本地实际，对有条件的医院开展"核定收支、以收抵支、超收上缴、差额补助、奖惩分明"等多种管理办法的试点。医院要实行全面预算管理，建立健全预算管理制度。表明预算管理已经成为医院内部控制制度的重要组成部分。

（二）医院预算的概念

1.预算的概念与特征

"凡事预则立，不预则废。"预算是在预测、决策的基础上，以数量和金额的形式反映单位未来一定时期内经营、投资、财务等活动的具体计划，是为实现单位目标而对各种资源和单位活动的详细安排。预算具有两个特征：一是预算必须与单位的战略或目标保持一致，因为编制预算的目的是促成单位以最经济有效的方式实现预定目标；二是预算最主要的特征：数量化和可执行性。预算作为一种数量化的详细计划，它是对未来活动的细致、周密安排，是未来经营活动的依据，是一种可据以执行和控制经济活动的、最为具体的计划，是对目标的具体化，是将单位活动导向预定目标的有力工具。

2.医院预算的概念

医院预算是指医院按照国家有关规定，根据事业发展计划和目标编制的年度财务收支计划。它是对计划年度内医院财务收支规模、结构和资金渠道所做的预计，是计划年度内医院各项事业发展计划和经营目标在财务收支上的具体反映，是医院财务活动的基本依据。

3.医院预算管理办法

国家对医院实行"核定收支、定项补助、超支不补、结余按规定使用"的预算管理办法。地方可结合本地实际，对有条件的医院开展"核定收支、以收抵支、超收上缴、项二差额补助、奖惩分明"等多种管理办法的试点。定项补助的具体项目和标准，由同级财政部门会同主管部门（或举办单位），根据政府卫生投入政策的有关规定确定。医院应根据以前年度预算执行情况、本单位事业发展需要和财力情况，按照以收定支、收支平衡的基本原则，合理编制预算。这有利于强化预算约束与管理，将医院所有收支全部纳入预算管理，维护预算的完整性、严肃性，杜绝随意调整项目支出等问题，促进医院规范运营。

4.医院全面预算管理

（1）全面预算管理的概念

医院要实行全面预算管理，建立健全预算管理制度，包括预算编制、审批、执行、调整、决算、分析和考核等制度。所谓全面预算是指单位根据战略规划、经营目标和资源状况，对一定期间经营活动、投资活动、财务活动等做出的预算安排，并运用系统方法编制的单位整体营业、资本、财务等一系列业务管理标准和行动计划。全面预算管理是指单位为了实现战略规划和经营目标，对预定期内的经营活动、投资活动和财务活动，通过预算量化的方式进行合理的规划、预测，并以预算为准绳，对预算的执行过程和结果进行控制、调整、分析、考评的管理活动。全面预算管理是一个全员、全业务、全过程的管理体系，需要充分的双向沟通以及所有相关部门的参与。全面预算管理是实现战略目标、提升经营绩效、实现单位内控的有力工具，也是单位防范风险的手段。真正的全面预算要做到：事前有计划、事中有控制、事后能考评、追溯。

医院通过全面预算管理，使得医院的经营目标转化为各部门、各个岗位以至个人的具体行为目标，作为各责任单位的约束条件，能够从根本上保证医院经营目标的实现。

（2）全面预算管理流程

医院全面预算的程序涵盖预算的编制、审批、执行、调整、决算、分析和考核等全过程。医院的一切收入和支出都必须全部纳入单位预算统一管理，统筹安排使用。医院预算控制主要包括预算编制控制、预算审批控制、预算执行控制、预算调整控制、预算分析控制和预算考核控制。在每一个控制环节中，都要建立健全预算控制制度，落实控制和监督的责任制。

（三）医院预算的内容

1.全面预算体系的内容（以企业为例）

各种预算是一个有机联系的整体。一般将由业务预算、专门决策预算和财务预算组成的预算体系，称为全面预算体系。业务预算的构成：业务预算又称经营预算，是关于单位日常营业业务的预算，属于短期预算；一般包括销售（收入）预算、生产预算、成本预算、费用（支出）预算等。资本预算的构成：资本预算是单位投资和筹资业务的预算，属于长期预算；包括长期投资预算和长期筹资预算。财务预算的构成：财务预算是单位财务状况、经营成果和现金流量的预算，属于短期预算。财务预算是单位的综合预算；一般包括现金预算、利润（收支）预算、财务状况预算等。全面预算是由一系列预算构成的体系，各项预算之间相互联系，关系比较复杂。

全面预算体系内容：①根据长期销售预算确定本年度的销售预算和资本支出预算；②本年度销售预算是年度预算的编制起点，按照"以销定产"原则确定生产预算、销售费用预算和管理费用预算；③根据生产预算来确定直接材料预算、直接人工预算和制造费用预算；④产品成本预算和现金预算是有关预算的汇总；⑤利润预算和资产负债表预算是全面预算的汇总；⑥全面预算主要依据宏观经济周期、单位发展阶段、单位战略规划、单位的经营目标、单位资源状况、单位组织架构等问题单位应当设立预算委员会或预算领导小组，还应当设立预算管理部或计划财务部，履行有关预算的职责，负责组织全面预算的编制、报告、执行和日常监控工作。

2. 医院预算的内容

医院预算是以决策确定的运营目标为指导，以运营预算为基础，根据医院的人力、财力和物力资源而确定的。医院预算内容一般包括：经营预算、财务预算、资本预算。

（1）经营预算

经营预算是指为保证医院正常运营而编制的预算，是预算体系的核心，由收入预算和支出预算组成。

收入预算：医院的收入预算，包括医疗收入（分为门诊收入和住院收入）、财政补助收入、科教项目收入和其他收入等预算。

支出（费用）预算：医院的支出预算，包括基本支出预算和项目支出预算，具体包括医疗支出、财政项目补助支出、科教项目支出、管理费用和其他支出等预算。

根据医院收入来源和支出用途不同，医院收支预算可以分为医院财政收支预算和医院内部收支控制预算。其中，医院财政收支预算要按照《预算法》等相关法律、法规的规定编制单位预算（包括收入预算和支出预算）。即医院根据规定的事业计划中有关事业指标和基本数字，定员定额和开支标准，结合具体情况编制事业经费预算草案，全面反映医院的业务收支活动。单位预算连同编制说明书报送上级卫生行政主管部门，汇总编制成部门的事业经费预算，再经财政部门上报人民代表大会审议通过，对医院下达预算控制数。预算控制数一经下达，不得随意变动；医院内部收支控制预算应从加强自身内部财务管理，提高经营效益出发，编制用于内部经营管理的医院内部财务控制预算。医院内部预算以预测的医院业务收入（不含财政补助收入）为起点，经过认真的分析测算，结合医院在本年度的业务发展需要，以及医院可能会达到的经济实力，编制出医院内部的业务收入、业务支出、材料设备采购等各方面的预算，从而形成一个比较完整的财务控制预算体系。两者为编制医院预计收支总表的依据。

（2）财务预算

它是关于资金筹措和使用的预算，它以运营预算为基础，主要编制现金预算、预计收入费用总表和预计资产负债等。

（3）专门（专项）决策预算

专门（专项）决策预算主要是指医院投资决策所编制的投资支出预算，即经医院有关部门反复论证确定的项目支出预算。包括建筑物的改造及改良、医疗设备仪器、信息设备、交通工具、机电设备、办公设备、图书等的购置。

可见，医院预算主要由收入预算和支出预算组成。医院所有收支应全部纳入预算管理。医院预算是通过编制一整套预计的财务报表和其他报表来实现的，这些报表相互衔接，共同组成医院的预算体系。

（四）医院预算管理的作用

1. 有利于推进医院战略目标的实现

预算管理是将医院的发展目标整合为一个目标体系，通过预算，医院战略、年度经营计划都可以得到具体落实，各部门、各科室对经营目标达到统一的认识，并与医院战略目标保持一致。通过预算，将医院管理高层的管理意图传递到各职能部门、医技科室和全体员工，促进部门或科室目标的落实，保证了医院年度经营目标的实现，从而促进了医院战略目标的实现。通过预算实施、分析差距、反馈调整，不断强化自身特有的竞争优势，达成既定战略。通过预算目标的依次实现，使得目标管理落到实处，把医院有限的资源分配给最有效果的环节，促进医院资源的有效利用，保障医院的经济效果和社会责任。

2. 有利于提高医院财务管理水平，帮助医院改善未来的经营状况

医院预算贯穿于医院财务活动的全过程，是医院财务管理的重要环节。严格的医院预算管理全面反映医院各项财务收支状况，为医院财务管理奠定了基础，提供了依据；可以使医院财务管理按照预算规定的内容，有计划、有步骤地进行，避免工作的盲目性；根据预算与实际的偏差，随时发现问题，采取必要的措施，纠正不良偏差，防范医院经营风险。

3. 有利于协调医院各部门的工作

从系统论的观点来看，局部计划的最优化，对全局来说不一定是最合理的。为了使各个职能部门和各科室向着共同的战略目标前进，它们的经济活动必须密切配合，相互协调，统筹兼顾，全面安排，搞好综合平衡，预算的编制过程是医院各部门信息相互传达的一个过程。通过各部门预算的综合平衡，能促使各部门管理人员清楚地了解本部门在全局中的地位和作用，尽可能地做好部门之间的协调工作，有效地防止了各部门、科室之间出现不协调、相互扯皮的可能，提高医院的管理效率。

4. 为医院的绩效评价、部门考核提供参考依据

预算可以作为业绩考核的标准。预算一旦经过全院各部门充分酝酿、讨论、起草、修改，就可以确立为医院内部各部门、科室、员工行动的目标和考核的经济责任。预算作为医院财务活动的行为标准，使各项活动的实际执行有章可循，预算标准可以作为医院各部门责任考核的依据，经过分解落实的预算规划目标能与部门、责任人的业绩考评结合起来，成为奖勤罚懒、评估优劣的准绳。

（五）预算工作组织

为了有效地编制和执行预算，必须建立健全预算管理机制。医院预算工作的组织包括决策层、管理层、执行层和考核层。实际工作中，医院预算工作为三级预算管理体系，由上至下分为：一级医院总预算、二级职能管理部门预算和三级临床、医技等基层单位预算。每一层级有相应的管

理职责部门。各层级职责明确，相互配合，相互监督和制约。职能管理部门为第一审核部门，负责依本部门职能审核各科室上报的预算申请的合理性，有权对各科室的预算进行调整；财务部门为第二审核部门，在整个预算管理体系中负责牵头工作，起到承上启下的作用；而院长办公会或类似机构则为预算的决策机构，负责受理、批准各项预算。具体如下：

1. 医院院长办公会或类似机构

医院院长办公会或类似机构是预算管理最高决策层，应当对医院预算的管理工作负总责，它是由院长领导，副院长及财务、设备、总务、信息、医务、护理、人事等相关职能部门负责人为成员。医院院长办公会或类似机构可以根据情况设立预算委员会或指定财务管理部门负责预算管理事宜，并对单位法人代表负责。

医院院长办公会或类似机构的主要职责是根据医院远景规划、发展战略，制定医院总体经营目标和决定本年度预算控制指标；审批与预算管理相关的政策与制度；审核医院预算方案，平衡医院预算项目的分配，批准总预算及各项目预算；仲裁和协调预算管理中的问题；研究分析各级预算执行报告，提出改进措施；制定预算执行的奖惩措施，并对预算执行情况进行考评，审批预算调整事项，落实有关部门及人员的职责。

2. 预算委员会或财务管理部门

预算委员会或财务管理部门主要拟定预算的目标、政策，制定预算管理的具体措施和办法，审议、平衡预算方案，组织下达预算，协调解决预算编制和执行中的问题，组织审计、考核预算的执行情况，督促单位完成预算目标。

医院财务管理部门职责是按照《医院财务制度》和《医院会计制度》的要求制定医院预算管理办法，具体负责医院预算的跟踪管理，监督预算的执行情况，分析预算与实际执行的差异及原因，提出改进管理的意见与建议。并协调预算职能部门与基层预算科室之间的管理关系。

3. 医院职能管理部门

医院职能管理部门，是指具有预算经费使用权的行政管理职能部门，主要包括：人事处、经济管理办公室、药剂科、门诊部、医务处、护理部、医学工程处、总务处、科研处、教育处、老干部处、医疗保险办公室、党办院办、信息中心、保卫处、财务处等部门。

职能管理部门具体负责本部门业务涉及的预算编制、执行、分析等工作，并配合预算委员会或财务管理部门做好医院总预算的综合平衡、协调、分析、控制与考核等工作。其主要负责人参与医院预算委员会的工作，并对本部门预算执行结果承担责任。

4. 医院所属基层科室

医院所属基层单位是医院预算的基本单位，包括医院医疗、医技、药剂、行政、后勤等所有科室（部门），在医院财务管理部门的指导下，负责本单位现金流量、各项收入、支出和成本预算的编制、控制、分析工作，接受单位的检查、考核。其主要负责人对本单位财务预算的执行结果承担责任。

二、医院预算的编制

（一）医院预算编制原则

医院预算编制是一件很严肃的工作，要有一定的原则和依据。根据《医院财务制度》规定：编制收支预算必须坚持以收定支、收支平衡、统筹兼顾、保证重点的原则。不得编制赤字预算。具体来讲主要有以下几项基本原则。

1. 合法性原则

医院所有预算编制的环节都必须依法行事，要正确体现和贯彻国家有关方针、政策和规章制度。医院在编制预算时，要按照国家统一设置的预算表格和统一口径、程序以及统一的计算方法填制有关指标。

2. 以收定支，收支平衡的原则

医院预算编制要做到积极稳妥，坚持以收定支、量入为出、收支平衡、略有结余，不能搞赤字预算。收入预算要实事求是，留有结余，无把握的收入不能列入预算，一般要按照上年度的执行情况，考虑预算年度的可变因素，将收入打足；在安排支出预算时，根据预算收入，安排相应支出，应分别轻重缓急，将有限的资金安排到最需要的地方，坚持努力勤俭办事业的方针，把效益放在突出位置，对无收入保障的支出不能安排预算，对每一项收支项目的数字指标，要运用科学的方法，依据确切可靠的资料和收支变化的规律，认真进行预算和计算，力求各项数据的真实准确，不得任意造。医院预算一经批准，就要严格按预算执行，不得随意调整。

3. 收支统管，统筹兼顾的原则

医院预算编制时，必须将一切财务收支全部纳入预算管理，包括计划部门根据项目功能、规模核定安排的基建计划以及医院自筹用于发展建设和对外投资的资本支出等。医院编制预算要统筹兼顾，正确处理好整体与局部、事业需要与财力可能、消费和发展等之间的关系，做到科学合理地安排各项资金，使有限的资金发挥较大的效益。预算编制，既要保证重点又要兼顾一般，分清轻重缓急、主次、先后，优先安排人员经费之类的刚性支出，优先安排医疗业务活动正常开展必不可少的支出，然后根据需要及财力可能，本着先急后缓，先重后轻的原则，妥善安排其他支出项目。力求预算安排科学合理。

4. 重点性原则

医院预算编制要做到合理安排各项资金，本着"一要吃饭，二要建设"的方针，在兼顾一般的同时，优先保证重点支出。根据重点性原则，要先保证基本支出，后安排项目支出；先重点、急需项目，后一般项目。基本支出是维持医院正常运转所必需的开支，如：人员基本工资、国家规定的各种补贴津贴、离退休人员的离退休费、保证机构正常运行所必需的经费支出以及完成部门职责任务所必需的其他支出，因此，要优先安排预算，不能留有缺口；项目支出根据财力情况，按轻重缓急，优先安排重点的事项。

（二）医院预算编制方法

医院可以根据不同的预算项目，分别采用固定预算、弹性预算、增量预算、零基预算、定期预算、滚动预算和概率预算等方法编制各种预算。

1. 固定预算

固定预算，又称静态预算，是以预算期内正常的、可能实现的某一业务量（如生产量、销售量）水平为固定基础，不考虑可能发生的变动因素而预算编制的方法。它是最传统的，也是最基本的预算编制方法。固定预算法是按照预算期内可能实现的经营活动水平确定相应的固定预算数来预算编制的方法。固定预算方法简单、编制轻松，但是不适用市场变化较大或较快的情况，一般来说，固定预算适用于业务量水平比较稳定的行政事业单位预算编制。

2. 弹性预算

弹性预算，是指以业务量、成本和利润之间的依存关系为依据，以预算期内可预见的多种业务量水平为基础，编制能够适应多种情况的预算的方法。由于这种预算可以随着业务量的变化而反映各业务量水平下的支出控制数，具有一定的伸缩性，因而称为"弹性预算"。弹性预算能适应市场变化，是对固定预算编制方法的有效弥补。但是，弹性预算编制方法比较复杂，工作量较大。

3. 增量预算

增量预算法（基期法），是医院预算编制最普遍的方法，是以基期（通常是上一年度）预算收支的具体数字为基础，根据实际执行情况和计划期各项业务的可能增减变动情况来确定下一年度预算比上年预算的增减变动额。因为这种预算方法是以现行预算为基础并预测变动量来编制的，所以称为"增量预算"或"减量预算"通常而言，影响医院收入的指标主要有：业务工作质量、每单位工作量的收费水平、医疗收费标准的调整，影响医院费用支出的因素主要有：业务工作址、每单位工作量的费用支出水平、医药卫生材料的价格等。采用"增量预算"法，应详细分析医院在扩大服务、增收节支等方面的潜力，充分、客观地估计预算年度采取增收节支等管理措施的效果，还要考虑医疗收费标准和价格等客观因素变动的影响。

在财务收支规模不大，预算编制所需信息不足的情况下，采用增量预算法预算编制不失为一种较好的选择。但是，其缺点是"增量预算"法承认既成事实，而不考虑影响收支的因素是否发生变动，也不考虑已经发生的收支是否合理运用。"增量预算"法预算编制，实际上是增量预算只能升不能降，都是在上一年度的基础上增加增长比例。因此，不利于加强财务管理。

4. 零基预算

零基预算法，与传统的"增量预算"法截然不同，零基预算对于任何一个预算期，任何一种费用项目的开支数，不是从现有的基础出发，也不考虑目前的费用开支水平，而是一切从零出发，以零为起点，即以无费用、无服务、无成本、无收益作为预算的起点，完全按照有关部门的职责范围和经营需要，从根本上考虑各费用项目的必要性与规模。

5. 定期预算

定期预算是指在编制预算时，以不变的会计期间（如日历年度）作为预算期的一种编制预算的方法。这种方法的优点是能够使预算期间与会计期间相对应，便于将实际数与预算数进行对比，也有利于对预算执行情况进行分析和评价。但这种方法固定以一年为预算期，在执行一段时期之后，往往使管理人员只考虑剩下来的几个月的业务量，缺乏长远打算，导致一些短期行为的出现。

6. 滚动预算

滚动预算，又称永续预算，它是预算随着时间推移而自动递补，使其始终保持一定期限（通常为一年）的一种预算编制方法，以月份为单位进行滚动编制预算的方式，称为逐月滚动预算；以季度为单位进行滚动编制预算的方式，称为逐季滚动预算。滚动预算法是按照"近细远粗"的原则编制预算，滚动预算及时性强，连续性和稳定性突出，但是编制的工作量也较大。

（三）医院预算编制程序

1. 下达目标

医院的决策部门根据医院发展战略和预算期经济形势的初步预测，在决策的基础上，一般于每年9月底以前提出下一年度医院预算目标，并确定预算编制的政策，由预算编制管理部门（财务预算委员会或财务管理部门）下达到各预算执行部门（职能部门和基层业务科室）。在确定预算目标的过程中应该采取"分权"和"集权"相结合的策略，既要发挥下属部门的积极性，又要树立预算管理委员会的权威性。

2. 编制上报

各预算执行部门按照医院预算编制部门下达的财务预算目标和政策，结合自身特点以及预测的执行条件，提出详细的本部门财务预算方案，并经主管领导签署意见后及时上报预算编制部门。

3. 医院内部审查平衡

医院财务管理部门对各预算执行部门上报的财务预算方案进行审查、汇总，提出综合平衡的建议。在审查、平衡过程中，预算编制部门应当进行充分协调，对发现的问题提出初步调整的意见，并反馈给有关预算执行部门予以修正。

4. 医院内部审议

医院财务管理部门在有关预算执行部门修正调整的基础上，编制出医院财务预算方案，报财务预算委员会讨论。对于不符合医院战略或者财务预算目标的事项，医院预算编制部门应当责成有关预算执行部门进一步修订、调整。在讨论、调整的基础上，医院财务管理部门编制医院年度财务预算草案，提交医院决策机构（医院办公会）审议。

5. 上报主管部门审核平衡

医院预算应经医院决策机构审议通过后，在规定的时间内将编制好的预算报表连同文字说明上报主管部门（或举办单位）。主管部门（或举办单位）根据行业发展规划，对医院预算的合法性、真实性、完整性、科学性、稳妥性等进行认真审核，汇总并综合平衡。主管部门进行审核汇总后报送同级财政部门。

6. 财政部门审核批复

财政部门根据宏观经济政策和预算管理的有关要求，对主管部门（或举办单位）申报的医院预算按照规定程序进行审核批复。财政部门在接到卫生主管部门报送的医院预算建议后，要从政策性、可靠性、合理性、完整性和统一性等诸多方面对其进行审核，并根据同级人民代表大会批准的财政预算及时将指标分解下达到卫生主管部门或单位，作为单位编制和执行预算的依据。

7. 下达执行

医院要严格执行批复的预算。由预算编制部门以书面文件形式下达各内部预算执行部门严格执行。

（四）医院预算编制的准备工作

编制预算是医院预算管理的基础，是一项细致、复杂、政策性很强的工作，为了保证预算编制的科学合理，保证预算编制的质量，必须做好编制前的各项准备工作。

1. 明确医院整体经营目标，确定医院预算管理的目标

医院的预算管理是以医院的战略目标为基础的财务管理目标。医院根据上级主管部门的有关指标和下达的任务，结合本单位实际情况，制定发展战略，编制中长期发展规划及近期目标，为编制财务预算提供战略性的指导。因此，在编制预算前，首先增强医院领导决策层对财务预算管理的认知和重视，要明确医院的整体经营目标及预算管理目标，预算的编制要明确体现或反映出医院整体经营目标，科学地将经营目标数量化、具体化。

2. 掌握相关基础数据

基本数字是反映医院机构规模、业务工作量和人员配置等基本情况的基础统计数据。主要包括医院机构数、人员编制数、在职实有人数、离退休职工人数、房屋建筑物面积、机动车辆数、设备台数、编制床位数、实际开设床位数等基本数据资料。在编制单位预算前，要根据有关资料和主客观因素，核实各项基本数字，做到基数真实，定额先进，标准正确，使单位预算真实反映本单位的规模。

3. 全面分析上年度预算执行情况

正确计算和分析上一年度预算执行情况，是编制本年度预算的一项非常重要的工作。上年度预算执行情况是上年业务活动和预算收支情况的综合反映，通过对这些资料的科学分析研究，检查预算执行情况好坏，总结经验，发挥积极因素，吸取教训，克服存在的不足，掌握财务收支和业务规律，预测新年度医院发展趋势，为安排好本年度预算打下良好的基础。

4. 收集和分析影响预算期收支的有关信息

编制医院收支预算，要正确测算各种因素对收支的影响：一是预算年度内国家有关政策对医院收支的影响，如国家有关政策对医院收支的影响，如增加收费项目，提高收费标准，实行医疗保险，实行基本药物制度等对收入的影响，提高工资标准、实行房改、社会保障等对支出的影响

等；二是医院事业计划和工作任务安排对收支的要求，如新增病床、新进设备、新开展医疗服务项目和计划进行的大修缮、改造等对资金需求和收入的影响等，各类人员实有数或定编数比例变动的影响等；此外，医疗市场竞争等外部经济因素对医院预算收支的影响等。在收集以上资料的基础上，深入分析，研究论证，细致测算，制定出一个符合本单位发展前景，切实可行的收支预算。

5. 正确掌握预算编制的要求

为了保证预算编制的统一性和规范性，在编制预算前必须认真学习编制预算的有关规定，准确掌握财政部门和主管部门对医院收支预算的编制要求，熟悉预算科目及表格的相互关系及填报方法，以便高质量地完成单位预算的编制任务。

只有充分做好上述各项准备工作，才能将预算编制得切合实际，具有可操作性。

（五）预算目标的确定与分解

从形式上看，预算目标表现为由多个单项预算组成的责任指标体系。全面预算方案既体现了医院最高权力机构的经营理念和经营目标，又是各个管理层做出的各种决策的财务数量说明，也是各个责任单位经济责任的约束依据。财务目标是预算目标体系的核心，同时也不能忽视对非财务目标的控制可经借鉴平衡记分卡原理，综合考虑四个关键领域——财务绩效、顾客满意度、内部营运效率和学习与成长。在财务目标中，还要对盈利目标、资产负债目标、现金流域目标和综合财务目标等方面的具体指标做有效的设计。无论安排哪些预算指标，都要兼顾医院增长、投入回报（盈利）和风险控制三者的平衡，使它们相辅相成、互相促进，而不是顾此失彼，从而保证医院可持续发展。

1. 预算目标的确定

预算目标源于战略规划，受制于年度经营计划，是运用财务指标对单位及下属单位预算年度经营活动目标的全面、综合表述。通过预算目标，高层管理者可将战略和计划传达给整个组织；每个部门也可以明确在实现战略与计划中需要履行的预算方针与目标责任作为预算管理工作的起点，预算目标是预算机制发挥作用的关键。高质量的目标有利于预算管理工作的顺利推进，有利于日常管理的协调开展和有序进行。单位年度预算目标的确定必须解决以下两方面的问题：

（1）建立预算目标的指标体系

建立预算目标的指标体系，主要应解决以何种指标作为预算导向、核心指标如何量化、指标间的权重如何确定等问题。预算目标的指标体系应能体现医院总体战略，突出单位战略管理重点，从而将年度经营计划深度细化，成为实现单位战略发展的直接"调控棒"，它是单位年度经营业绩的指南针和行动纲领，是编制预算的基础和依据。从内容上说，预算目标指标体系应包括预算管理指标、结余和风险管理指标、资产运营指标、成本管理指标、收支结构指标、发展能力指标等。

（2）测量并确定预算目标的指标值

从理论上分析，预算目标各指标的指标值是单位的预算标杆，它应当具有挑战性，并且必须保证单位及其各部门经过努力可以实现。如果预算目标从遥不可及，就会失去目标的激励作用。

因此，预算目标设定要以战略目标为依据，同时结合年度经营计划进程，合理确定年度经营任务，将单位发展战略和各经营单位实际情况融入预算管理体系，并构成预算考评指标体系的标准之一。

2. 预算目标的分界——划分责任单位，确定责任预算目标

确定责任单位，实际上就是解决各项预算目标由谁负责的问题。一般来说，医院的责任单位就是具有经费使用权的职能管理部门，也可以根据管理的要求，在此基础上进一步细化，细化到每一个有收入和支出的科室，甚至可以细化到每个岗位和全体员工。接下来就是确定责任目标，即通过对总预算中所规定的有关目标加以分解，并落实到医院内部各责任单位的经济责任目标。这些经济责任预算目标均是各责任单位在其责权范围内可加以控制的，因为各责任单位只对其可控的经济责任目标承担责任。

（六）医院主要预算的编制（预算编制的内容）

医院预算由收入预算和支出预算组成。主要预算的编制如下：

1. 收入预算的编制

（1）医疗收入预算的编制

医院收入包括医疗收入、财政补助收入、科教项目收入和其他收入。其中，医疗收入是医院最主要的收入，包括门诊收入和住院收入。根据"以收定支、量入为出"原则，医疗收入预算的编制是整个医院预算编制的起点。主要根据历史数据、院内资源的配置（病床数、设备配置情况、治疗手段的变化等）、门诊急诊患者人次数及收费水平（国家物价）相结合，完成收入预算的编制。门诊收入根据当年 1 ~ 10 月的门诊急诊人次、门诊收入实际发生额、每门诊人次收费水平，测算当年全年的门诊急诊人次及全年的门诊收入，再根据当年 1 ~ 10 月门诊收入与上年同期相比的变化趋势来预测下一年度的门诊收入。住院收入的预算基本相同，根据当年 1 ~ 10 月的出院人次、住院收入实际发生额、每出院人次收费水平，测算当年全年的出院人次及全年的住院收入，再根据当年 1 ~ 10 月住院收入与上年同期相比的变化趋势来预测下一年度的住院收入。

（2）医院收入预算的编制

医疗收入预算医疗收入包括门诊收入和住院收入两大部分，编制医疗收入预算，要根据医疗收入明细项目，逐项编制。

财政补助收入，医院按部门预算隶属关系从同级财政部门取得的各类财政补助收入，包括基本支出补助收入和项目支出补助收入。根据国家预算和财政部门拨款计划来确定。财政补助收入预算财政部门对医院一般采取定项补助的办法。定项补助是财政部门根据医院的收支情况，对医院的特定支出项目进行补助的方法。因此，医院在编制财政补助收入预算时，应依据同级财政部门确定的具体补助办法进行编制，根据定项补助办法的要求，应按照财政部门确定的补助项目，根据事业发展计划和财力可能逐项计算编制。

科教项目收入，是指医院取得的除财政补助收入外专门用于科研、教学项目的补助收入，主要根据医院科研教学规划，根据医院自身财力而预测。

其他收入，医院开展医疗业务、科教项目之外的活动所取得的收入，根据医院上年其他收入情况来预测的。

2. 医院支出预算

医院支出包括医疗支出、财政项目补助支出、科教项目支出、管理费用和其他支出。医疗支出是指医院在开展医疗服务及其辅助活动过程中发生的支出，包括人员经费、耗用的药品及卫生材料支出、计提的固定资产折旧、无形资产摊销、提取医疗风险基金和其他费用，不包括财政补助收入和科教项目收入形成的固定资产折旧和无形资产摊销。其中，人员经费包括基本工资、绩效工资（津贴补贴、奖金）、社会保障缴费、住房公积金等。其他费用包括办公费、印刷费、水费、电费、邮电费、取暖费、物业管理费、差旅费、会议费、培训费等。

支出预算由各职能管理部门提供，主要根据历史数据和预测年度的变化编制。在编制医院支出预算过程中，有支出定额的按定额计算编列，没有支出定额的根据有关规定并结合实际情况测算编制。医院支出预算的编制应本着既要保证医疗业务正常进行，又要合理节约的精神，根据计划年度事业发展计划、工作任务、人员编制、开支定额和标准、物价等因素合理编制。

3. 预计收入费用总表的编制

预计收入费用总表反映医院在某一会计期间内医疗收入、医疗成本及其所属明细项目的预算情况。本表主要根据上述收入预算和支出预算编制的。

4. 预计资产负债表的编制

预计资产负债表是反映医院预算期末全部资产、负债和净资产的情况。它的编制需以计划期开始日的资产负债表为基础，结合计划期间各项业务预算、专门决策预算、现金预算和预计利润表进行编制。它是编制全面预算的终点。

（七）医院预算审批

根据《医院财务制度》第十二条规定："医院预算应经医院决策机构审议通过后上报主管部门（或举办单位）。主管部门（或举办单位）根据行业发展规划，对医院预算的合法性、真实性、完整性、科学性、稳妥性等进行认真审核，汇总并综合平衡。财政部门根据宏观经济政策和预算管理的有关要求，对主管部门（或举办单位）申报的医院预算按照规定程序进行审核批复。"因此，医院预算审批要经过医院内部审核、主管部门审核和财政部门审核批复三道程序。

1. 医院内部审核

按照"权责分明、相互制约、相互监督"的原则，医院在实施预算控制时必须明确预算审批机构、预算制定机构和预算执行机构，并按照岗位分工控制的原则，赋予上述机构及有关部门在预算控制中的相应职责和权限。首先医院要建立预算授权审批制度。

（1）财务部门的审核工作

医院财务部门汇总、审核各职能管理部门编制上报的预算草案，检查公司相关部门编制的预算草案是否符合公司规定的编制条件，医院的财务部门进行修订整理后，制成报表上报给医院决策层。上报的预算草案内容有：①基本情况，主要包括各职能管理部门预算的编制情况说明、收入支出的预算情况说明、需要上报反映的问题；②编制报表预算，包括总表格（医院预算的任务目标和预算的结果）、各部门预算的情况；③对预算的真实性、可行性、经济性进行基本评估。

在审核各职能部门预算时应具体地考虑：预算编制是否与医院发展计划和经营目标相一致，是否与医院财力相适应；是否与各科室正常运转和开展业务活动需要相适应，是否与各科室发展目标、任务相一致；各项预算收入是否按法律法规收取，各项专款是否按法律法规安排，不同科目间是否有挪用的情况，基本支出是否按"定员定额"标准编入预算；支出预算是否按实际需要编制，有无虚列支出情况；在保证正常支出的基础上，项目支出是否分清轻重缓急，是否本着效益优先的原则安排。

（2）医院高层管理者（医院决策机构）的审核工作

医院高层管理者应及时认真研究预算方案，注意以下各点：①预算必须完整、准确；②预算必须紧紧围绕医院的发展目标和服务宗旨，是否使资源得到最佳配置；③如果发现某部门的收入及费用的目标值与往年或行业标准差别较大，应予以纠正；④医院资源的配置是否科学、合理；⑤为了完成预算目标，是否有适宜的人才、技术和设备来保障；⑥预算中可能出现的风险及概率；⑦对于社会环境、突发事件、新的经济或卫生政策给执行预算带来的影响，是否有可行的应急方案；⑧制定医院预算经费和项目经费审批原则：预算内财务支出实行责任人限额审批；限额以上财务支出实行院长审批。预算外支出需提交预算委员会审议，医院决策机构审批。

2. 主管部门（或举办单位）的审核

主管部门（或举办单位）根据行业发展规划，对医院预算的合法性、真实性、完整性、科学性、稳妥性等进行认真审核，注意审核预算项目完成后的社会效益和经济效益，汇总并综合平衡。然后，向财政部门申报。

3. 财政部门审核批复

财政部门根据宏观经济政策和预算管理的有关要求，对主管部门（或举办单位）申报的医院预算按照规定程序进行审核批复。批复后的预算方案下达到医院，作为医院正式预算方案。

三、医院预算的控制与考核

（一）预算的执行

根据《医院财务制度》第十三条规定："医院要严格执行批复的预算。经批复的医院预算是控制医院日常业务、经济活动的依据和衡量其合理性的标准，医院要严格执行，并将预算逐级分解，落实到具体的责任单位或责任人。医院在预算执行过程中应定期将执行情况与预算进行对比分析，及时发现偏差、查找原因，采取必要措施，保证预算整体目标的顺利完成。"这表明医院预算经主管部门和财政部门核批后，即成为预算执行的依据。预算的执行则贯穿于整个预算年度的始终。预算的执行是一项经常性的、艰巨复杂的工作，医院应加强预算执行的管理工作。预算执行控制的原则性要求是："预算执行控制流程应当清晰，对预算执行情况检查等应当有明确的规定。"因此，医院应当加强对预算执行环节的控制，明确预算指标分解方式、预算执行审批权限和要求、预算执行情况报告等，落实预算执行责任制，确保预算刚性，严格预算执行。预算执行控制内容如下：

首先，医院应建立财务预算执行责任体系。医院预算一经批准下达，各预算执行部门必须认真组织实施，将预算指标层层分解，从横向和纵向落实到内部各部门、各环节和各岗位，形成全方位的财务预算执行责任体系。医院应当以年度预算作为组织、协调各项业务活动的基本依据，将年度预算细分为季度、月度预算，通过实施分期预算控制，实现年度预算目标。

其次，医院应加强预算执行的日常控制。医院应当强化现金流量的预算管理，按时组织预算资金的收入，严格控制预算资金的支付，调节资金收付平衡，控制支付风险。对于预算内的资金拨付，按照授权审批程序执行。对于预算外的项目支出，应当按预算管理制度规范支付程序。对于无合同、无凭证、无手续的项目支出，不予支付。医院应当严格执行收入和费用/支出预算，努力完成营业指标。在日常控制中，医院应当健全凭证记录，完善各项管理规章制度，严格执行经营月度计划和成本费用的定额、定率标准，加强适时监控。对预算执行中出现的异常情况，医院有关部门应及时查明原因，提出解决办法。

最后，医院应当建立预算报告制度。要求各预算执行单位定期报告预算的执行情况。对于预算执行中发现的新情况、新问题及出现偏差较大的重大项目，单位财务管理部门以至医院决策机构或预算委员会应当责成有关预算执行单位查找原因，提出改进经营管理的措施和建议。医院财务管理部门应当利用财务报表监控预算的执行情况，及时向预算执行单位、单位预算委员会以及院长办公会提供财务预算的执行进度、执行差异及其对医院预算目标的影响等财务信息，促进医院完成预算目标。

（二）预算的调整

根据《医院财务制度》第十四条规定：医院应按照规定调整预算。财政部门核定的财政补助等资金预算及其他项目预算执行中一般不予调整。当事业发展计划有较大调整，或者根据国家有关政策需要增加或减少支出、对预算执行影响较大时，医院应当按照规定程序提出调整预算建议，经主管部门（或举办单位）审核后报财政部门按规定程序调整预算。收入预算调整后，相应调增或调减支出预算。预算调整内容如下：

第一，医院预算正式下达执行的预算，一般不予调整。

第二，预算调整条件。预算执行单位在执行过程中，由于客观因素影响，当上级下达事业发展计划有较大调整或根据国家政策增加或减少支出，预算变化较大时，如年度中间大幅度调整工资，承担政府下达的突发性重大急救任务等，致使预算的编制基础不成立，或者将导致预算执行结果产生重大偏差的，应由财会部门在认真审核的基础上，及时提出调整预算和财务收支计划的意见，由主管领导或总会计师审查后，经院务会通过，报主管部门或财政部门审批。项目零星数额不大的，由医院自行调整，并报主管部门和财政部门备案。

第三，医院应当建立内部弹性预算机制。对于不影响预算目标的业务预算、资本预算、筹资预算之间的调整，医院可以按照内部授权批准制度执行，鼓励预算执行单位及时采取有效的经营管理对策，保证预算目标的实现。

第四，预算调整的过程。医院调整预算，应当由预算执行单位逐级向预算委员会或医院院长办公会提出书面报告，阐述预算执行的具体情况、客观因素变化情况及其对预算执行造成的影响程度，提出预算指标的调整幅度。医院财务管理部门应当对预算执行单位的预算调整报告进行审核分析，集中编制单位年度预算调整方案，提交预算委员会以至医院院长办公会批准，然后下达执行。

第五，预算调整方案审批决策。对于预算执行单位提出的预算调整事项，医院进行决策时，一般应当遵循以下要求：①预算调整事项不能偏离医院发展战略；②预算调整方案应当在社会效益和经济效益上能够实现最优化；③预算调整重点应当放在预算执行中出现的重要的、非正常的、不符合常规的关键性差异方面。对于不符合上述要求的预算调整方案，医院预算审批机构应予以否决。

（三）决算的编报

根据《医院财务制度》第十五条规定："年度终了，医院应按照财政部门决算编制要求，真实、完整、准确、及时编制决算。医院年度决算由主管部门（或举办单位）汇总报财政部门审核批复。对财政部门批复调整的事项，医院应及时调整相关数据。"

医院决算是医院年度预算执行情况的全面总结和综合反映，也是政府宏观经济和财政政策的制定、部门预算的编制和实施科学收支管理的基础信息。医院应积极主动与当地财政部门沟通联系，做好工作衔接，按当地财政部门要求及时上报部门决算报表。医院决算的内容包括医院决算基础数据表、全部收支情况、填报说明、分析报告等。

医院决算编制要求：①决算报送的及时性，要求按规定时间报送医院决算数据表、填报说明、分析报告及相应电子介质数据等决算资料，对审核后要求修改的决算数据及文字材料，在规定期限内上报；②决算编报的规范性，要求报表编制符合规定格式，报送手续齐全，报表装订规范，报表封面指标填列完整，印章齐全，医院正确选用会计制度，独立核算单位逐户编制与财政预算相对应的决算报表；③决算数据的真实性，要求医院应会同有关部门，核对年度预算收支数据和各项缴拨款项，保证医院决算数据账表相符，真实准确；任何部门不得自行调整基层预算单位决算数据或者估列代编；④准确性要求报表编报口径符合现行单位财务会计制度、财政预算管理及部门决算编报要求，决算数据表内、表间勾稽关系正确，公式审核无基本平衡公式错误；上下年度数据衔接一致，如有变动，需提供相关文件依据；部门决算与总决算等其他报表相关口径衔接一致；纸质报表数据与电子介质数据一致；⑤完整性要求编报范围与预算编制范围一致，具有可比性；报表填列齐全，无漏填漏报。

决算编制的内容：①医院要严格按照财政部门会计决算报表统一格式、内容、指标口径及编制方法，认真编制医院决算报表。要做到"一个预算单位、一个独立核算机构、一套决算报表"。按照"谁编预算，谁报决算"和预算与决算可比性原则，将医院的全部收支统一纳入决算报表，便于进行预决算对比分析，做到数据真实、内容完整、账实相符、账表相符；②医院决算填报说明。填报说明应进一步解释或补充基础数据表的内容，凡不符合医院决算编制口径或数据变动较大的事项，如医院决算编制范围、机构人员变动情况，年初结转数据变动情况等，需逐一说明并附文件依据；逻辑性公式和核实性公式错误须逐条说明合理原因；③医院决算分析报告。医院及财政部门应对医院决算数据进行深入细致的分析，总结财务管理等方面的经验，发现预算执行中存在的问题，并有针对性地提出改进意见和建议。

（四）预算的分析与考核

《医院财务制度》第十六条规定："医院要加强预算执行结果的分析和考核，并将预算执行结果、成本控制目标实现情况和业务工作效率等一并作为内部业务综合考核的重要内容。逐步建立与年终评比、内部收入分配挂钩机制。主管部门（或举办单位）应会同财政部门制定绩效考核办法，对医院预算执行、成本控制以及业务工作等情况进行综合考核评价，并将结果作为对医院决策和管理层进行综合考核、实行奖惩的重要依据。"

1. 预算分析

预算分析是预算管理体系中的核心环节。医院预算管理工作机构和各预算执行单位应当建立预算执行情况分析制度，对预算的执行情况按月度、季度进行分析，对当期实际发生数与预算数之间存在的差异，不论是有利的还是不利的，都要认真分析其成因，而且要写明拟采取的改进措施。并且要定期召开预算执行分析会议，通报预算执行情况，研究、解决预算执行中存在的问题。

在预算分析过程中，医院预算管理部门和各预算执行单位应当充分收集有关财务、业务、市场、技术、政策、法律等方面的信息资料，根据不同情况分别采用比率分析、比较分析、因素分析等方法，从定量与定性两个层面充分反映预算执行单位的现状、发展趋势及其存在的潜力。针对预算的执行偏差，医院财务管理部门及各预算执行单位应当充分、客观地分析产生的原因，提出相应的解决措施或建议，提交院长办公会研究决定。医院预算委员会或财务管理部门应当定期组织预算审计，纠正预算执行中存在的问题，充分发挥内部审计的监督作用，维护预算管理的严肃性。医院内部审计机构应当形成审计报告，直接提交预算委员会以至院长办公会，作为预算调整、改进内部经营管理和财务考核的一项重要参考。

2. 预算考核

在预算管理循环中，预算考核是个承上启下的关键环节。一方面，在预算执行过程中，通过预算考核信息的反馈以及相应的调控，可随时发现和纠正实际业绩与预算的偏差，实现过程控制；另一方面，预算编制、执行、考核作为一个完整的系统，相互作用，周而复始地循环，实现对整个医院业务活动的最终控制。因此，要较好地发挥预算管理的作用，就必须坚持实施控制与结果考核相结合。如果没有预算考核，预算就会流于形式，失去控制力。

医院应当建立严格的预算执行考核制度，明确预算考核的程序、依据、原则以及考核指标对各预算执行单位和个人进行考核，切实做到有奖有惩、奖惩分明。医院预算管理部门应当定期组织预算执行情况考核，有条件的医院，也可设立专门机构负责考核工作囗医院预算管理委员会或财务管理部门应当定期组织预算执行情况考核，将各预算执行单位负责人签字上报的预算执行报告和已经掌握的动态监控信息进行核对，确认各执行单位预算完成情况。必要时，实行预算执行情况内部审计制度。

对预算考核应当坚持公开、公平、公正的原则，应当建立预算执行情况奖惩制度，将预算执行结果、成本控制目标实现情况和业务工作效率等一并作为内部业务综合考核的重要内容，与预算执行部门负责人的奖惩挂钩，作为医院内部人力资源管理的参考，明确奖惩办法，落实奖惩措施。单位预算考核过程及结果应有完整的记录。

主管部门（或举办单位）应会同财政部门制定绩效考核办法，对医院预算执行、成本控制以及业务工作等情况进行综合考核评价，并将结果作为对医院决策和管理层进行综合考核、实行奖惩的重要依据。

第三节 财务报表和预算会计报表

一、财务报表的分析模式

（一）财务分析的主要原则

1.稳健性原则

稳健性主要对经济中一些不确定因素进行控制，使人们在核算处理财务问题上能够保持谨慎的态度。在进行一些经济性的计算时尽量选择一种可以增加利润却不浮夸的方式进展，对核算中花费的费用进行合理计算，减少不必要的问题发生。稳健性原则又称谨慎性原则，是针对经济活动中的不确定性因素，要求人们在会计核算处理上持谨慎小心的态度，要充分估计到风险和损失，尽量少计或不计可能发生的收益，使会计信息使用者、决策者保持警惕，以应付纷繁复杂的外部经济环境的变化，把风险损失缩小或限制在较小的范围内。

作为国际惯例的稳健性原则在我国财务会计改革过程中曾引起理论界和实务界广泛的争议。企业应用稳健性原则可以防止资产过高估价，收益确定时过分乐观估计而造成决策失误，因此有利于企业的投资者和债权人。我国的财务会计改革，从一定意义上赋予企业一定的选择权和决策权，使企业会计核算有一定的弹性以减少市场经济条件下事实上存在的风险和不确定性。只有对基于稳健原则指导下编制的财务报表有充分的理解，广大投资者才能进行更为准确客观的财务分析并最终做出正确的投资决策。

2.决策性原则

决策性是指财务分析信息应满足信息使用者特定决策的需要，与决策行为相关。企业财务分析的目的在于为各利益关系者提供企业财务状况和经营成果的信息，但不同的信息使用者对企业财务分析信息的需求有着不同的侧重。债权人侧重于了解企业财务结构和偿债能力方面的信息，以估量贷款的风险程度，从而做出是否贷款或收回贷款的决策；股东侧重于了解企业获利能力的信息，以预测投资收益和投资风险，从而做出购买或售出该企业股票的决策；企业管理当局则需了解企业的全部财务信息，从而做出财务筹资和财务投资的决策。因此，要求企业财务分析信息能满足信息使用者进行特定决策的需要，与决策者的决策行为相关。

决策相关要求在进行企业财务分析时，应在财务分析资料的搜集、分析指标的设置、分析方法的选择以及分析结论的报告等方面充分考虑各信息使用者的不同需要，在确保必要的全面性和系统性的前提下，讲求针对性的侧重性。一般而言，对于向企业内部管理当局和外部非特定信息使用者提供的财务分析报告，应充分揭示企业财务情况的各个方面，包括经营能力、获利能力、偿债能力等；对于向企业外部特定信息使用者提供的财务分析报告，则应就与信息使用者特定决策需要相关的方面予以重点披露。例如，以借款筹资为目的而向债权人提供的财务分析报告，应重点披露企业财务结构，偿债能力等方面的信息；以股票筹资或股票交易为目的而向股东及潜在股权投资者提供的财务分析报告，则应重点披露企业获利能力，经营成果及经营前景方面的信息。

3.指标性原则

指标相关是指各财务分析指标之间所具有的内在关联。财务分析指标的作用在于分类及分项反映企业财务情况的数量方面。由于企业财务情况在构成上主要包括经营能力、获利能力和偿债能力三个方面。与此相应，财务分析指标可划分为三大类：一是反映经营能力的指标，如存货周转率、应收账款周转率、总资产周转率等；二是反映获利能力的指标，如资产利润率、成本利润率、每股收益等；三是反映偿债能力的指标，如资产负债率、流动比率、速动比率等。这三类指标相辅相成，共同构成一套较为完整的财务分析指标体系。

（二）财务报表的分析方法

1.遵守国家法律法规

随着社会经济的不断发展，各种新的经济事物不断出现，但由于很多客观原因，我国的会计法律政策往往滞后于会计实践。由于各类法律法规立法初衷不一致，不能完全相同地界定法律责任，相关各方的权利义务不平等，存在制定与执行不对称，使会计监管法律法规之间不相匹配。加上对上市公司的报表舞弊行为缺乏监管的权威性和强制性，相关惩处力度不够，罚款金额也往往小于舞弊行为所获得的利益，致使上市公司会计信息舞弊造假现象频发。政府要建立健全监管法律体系，适时完善和修正会计相关法律法规，减少制度、政策上的漏洞与可操作空间，避免和防止上市公司利用可供选择的会计政策进行舞弊，从法律层面加强对上市公司财务报表舞弊现象的制约。同时，加大对上市公司财务报表舞弊行为的处罚力度，做到违法必究，严肃惩处。对严重舞弊犯罪者，要结合民事赔偿和行政处罚，辅以刑事责任追究，提高对会计舞弊者法律震慑力。

只有真实可靠的财务信息，才能据以决策正确有利的企业前途。财会人员编制财务报表时，应本着客观、真实和公允的态度，应具备《会计法》和《企业会计准则》的精神，使企业各项财务数据得到真实的反映。我国要积极吸取国外先进的会计法经验，加快会计准则完善进程，从根源上避免利用会计准则漏洞而进行财务报表粉饰现象的发生。另外，我国应该通过法律手段针对不同的情况，明确上市公司管理层以及公司财务人员在财务报表粉饰事件中承担的主要或次要责任，利用法律手段约束高级管理人员以及基层财务人员的行为。会计准则应该进一步明确财务报表粉饰过程中高级管理人员恶意操作财务报表生成过程、财务会计人员恶意制造虚假财务信息所面临的法律处罚，一旦财务报表粉饰问题查实，要加大惩罚力度，从而利用法律法规的约束作用加强会计行业规范。

2. 丰富财务指标数据

多数企业的财务报表是有专业的会计人员进行编制的，但呈献给决策者时，只是企业财务信息的简单堆砌，企业的决策者也许难以理解专业的财务知识，无法为决策者的企业发展目标制定和进行战略决策提供有力支撑。当前我国企业的财务报表分析指标缺乏系统性，财务指标的内容相对较少，在激烈的市场竞争环境中，需要更多的信息提供决策支撑。因此，在进行财务报表的编制分析时，财会人员需要进行系统化分析，添加一些非财务类指标，关注与财务信息相关的企业信息，例如，市场政策信息、人力资源成本、技术信息和企业业务状况等，帮助企业领导者做出更准确、更快的判断。

财务报表提供的财务指标不需要一成不变，企业可以根据自身的特色提供产品的创新力指标、市场份额指标、成本管理指标、企业风险控制指标等，通过提供较为详细和有效的指标让企业决策者直观的感受企业经营中做得好和不好的环节，从而进行改进和完善。尤其是风险控制指标，分析为企业带来风险的内外部因素，企业的投资业务或者市场的政策发生改变，会对企业产生极大的影响，由此财会人员可以将收益质量比等指标融入财务报表，进而完善指标信息。

3. 优化财务分析方法

不同的财务报表使用者对财务报表的分析要求不同。投资人往往更关注企业的盈利能力，而债权人则会更倾向于企业偿债能力的分析。明确分析的目的之后，需要根据不同的分析目标来收集信息，除了财务报表的相关数据外，还应关注财务报表以外的相关资料，包括一些宏观的经济形势以及行业情况等。对于中小企业的财务报表分析还应关注所收集信息的准确性以及真实性的问题。再者，选取财务报表的分析方法。中小企业财务分析可以根据其目的的不同选择合适的财务指标，采用比率分析法对其进行计算。也可以结合使用水平分析法、垂直分析法以及趋势分析法来观察企业的财务状况、经营情况以及现金流量的发展变动情况。最后，编写财务报告，进行综合评价。根据前期的分析，将得出的结论编写成分析报告。中小企业的财务报表分析多使用比率分析法，这就容易造成忽略报表之间的联系，所以应综合考虑多重分析方法，比如比较分析法，通过企业不同年度的以及行业间的对比帮助企业发现差距并且找出问题。此外，报表附注作为财务报表的组成部分同样具有非常重要的作用，能为财务报表分析者提供更详细更充分的信息。对中小企业的财务报表附注分析应多关注其存货和应收账款的分析。

利用现代化技术手段构建统一的会计环境。为我国构建完善的会计体系,能在财务分析工作中对外部环境进行优化,也能加大力度对违法行为进行惩罚。基于制度的创新性,可以为其建设法律体系。还要对财务分析方法充分的应用,展现其综合性。基于各个分析指标,能在企业之间对其比较分析,也能促进财务分析作用的充分发挥。当前,随着计算机技术的应用,将其应用到会计工作中,能对数据进行自动化处理,也能保证工作效率的提升。同时,基于趋势分析,促使环境指标和财务指标的结合应用,能在行业发展中展现企业的优势,也能实现各个方法的结合应用。

（二）财务报表的改进策略

1. 完善公允价值计量

公允价值计量属性的运用前提是建立一个高度发达的交易市场,公允价值计量模式下,活跃的市场价格是最可靠、最简单的来源,当然并不是公允价值的唯一来源。而我国活跃市场,相对缺乏,且推进市场经济的发展,建立完善的活跃市场,还有很长的路要走,市场发育的好坏对于公允价值的推行有着巨大的影响。因为市场价格是公允价值最为直接和简单的来源,也是最为客观和可靠的。建设完善的市场条件,是公允价值在我国良好运用的基础。加快推进经济改革,尤其是在国有超大垄断集团的改革,推进市场化,资源配置效率的极端低下,市场机制完全失灵,买卖双方地位完全处于不对等地位,价格根本无法反映其实际价值,讨论公允价值的使用根本是毫无意义的。

随着金融市场的不断波动以及会计计量对象的复杂性等因素的不断增加,在很大程度上加大了会计风险因素的产生。在这种情况下,我们就必须要构建一套完善的、规范的法律规章制度,以此来规范市场行为。我们还应建立健全监督管理机制,积极拓展信息监管渠道。在监管的同时,应结合实际状况,及时转换公允价值信息,最大限度地降低其对监管所带来的干扰,以此来实现会计和监管两者之间的真正分离。随着社会经济的快速增长,人们也越来越意识到公允价值的重要性。基于此,我们就应全面加强对公允价值的研究分析,切实提高公允价值的可操作性以及会计数据的真实性、准确性,通过科学、完善的公允价值估值体系,进而为接下来公允价值在我国的应用打下良好的基础,有效解决当前公允价值在我国的应用瓶颈。

2. 提升人员综合素质

通过对于财务报表分析人员工作能力局限性的具体分析可以展开因地制宜的培训指引,来不断丰富分析人员的知识体系和思维能力,从而从财务报表分析主体角度来逐渐提升财务报表分析效率。培训可以采用的方式方法是多种多样的,例如,定期展开讲座培训、定期进行财务经济知识分享大会、通过激励手段鼓励工作人员自主学习提升、增强其与其他企业院校间财务人才沟通交流等。良好的培训体系下的财务人员不仅财务分析能力有所提升,其眼界和格局也能够随之有所改变,在日常的财务处理工作当中,更能够以一种全局性和战略性的目光去处理问题,而不是仅看得到眼前的蝇头小利,即便是基层的财务工作者,也应当具有一定的主人翁意识和大局理念,这样才能够给企业发展提供更加源源不断的动力和活力。

同时，还要关注对于财务人员道德素质方面的培训，防止财务人员由于短期的利益诱惑而产生逆向选择，影响企业的财务信息安全，给企业造成隐形且难以预计的财务管理风险。除了培训这种正向手段之外，还要加强规章制度的建设完善，通过建立较为完善系统的财务管理制度和内控制度，明确财务人员应当承担的责任和义务，并提高对于财务违规和舞弊行为的惩罚力度，以更高的违规成本遏制财务人员逆向选择倾向。

3. 完善监督监管体系

我国审计部门应该更加注重对上市公司的日常审计和过程审计，逐步制定符合监管要求的抽查制度，给上市公司管理层和财务会计人员施加适当的压力，从源头上打消上市公司管理层恶意操纵财务报表生成过程的念头；我国应该进一步加强会计师的法律道德教育，培养一支道德素质较高的财务会计从业团队。另外，应该依据法律法规加大违法行为的惩处力度，比如永久性吊销行业资格等，加大财务会计人员的违法成本，这样才能有效避免会计违法行为的产生；外部监管体系应该加强对上市公司财务信息披露过程的监管，通过内外监管体系的共同作用确保财务报表能够反映真实情况，从而为财务报表参考者提供真实有效的财务信息。

对于企业集团来说，实施审计监督和财务监管，其目的都是为了促进企业改善经营管理，从而提高经济效益。审计监督与财务监管都是为了服务企业集团存在，有着较多共同点，要完善企业集团审计监督与财务监管体系，就必须强化二者的联系，并且在联系的基础上按照二者功能进行合理分工。在进行专项检查以及企业集团调查时，财务监督的人员组织需要审计部门配合实施；在实施审计监督时，财务部门也必须通过数据支持、人员配合等方式配合监督。企业集团的发展必须要有相关的制度加以规范和辅导，企业集团应该要不断完善相关制度，树立审计部门在单位经济活动中的权威地位，首先要以预算为主，抓好事前监督，进行效益分析。其次要以经费支出为重点，审查经费支出过程中遵守财经纪律的情况。最后要以检验为目的，抓好事后监督达到不断完善内部控制制度的目的，为财务监管的规范工作提供可靠依据。

4. 优化数据分析建设

企业财务报表数据的可靠性会影响财务尽职调查结果的准确性。财务尽职调查中，有些企业为了达到符合信托融资要求的目的，采用粉饰报表的方式，导致数据的真实性存在问题。此外，财务报表收集存在滞后性，如最近一期季度报表或者年度报表的收集一般较为滞后。当市场环境出现改变，或者融资环境正处在快速变化中时，对滞后较为严重的历史财务数据进行分析，难以为信托产品风险审查人员决策提供准确支持。

财务报表数据的可靠性通常指财务信息的真实性和准确性。信托业务人员在尽职调查过程中，应遵循尽职调查的独立性原则、谨慎性原则、全面性原则和重要性原则，采取多样化的调查方法以得出具有尽可能全面、深刻的调查结论，从企业处全面收集最近多期经过审计的财务报告，多口径整理分析相关数据，对疑点问题多方面与企业财务人员、会计师事务所等进行验证，确保数据真实可靠，从而提高决策效率，降低项目整体风险。信托业务人员应提高财务尽职调查所收集报表的时效性，项目风险审查人员应在确保工作质量的基础上，借助现代化信息技术手段。

5. 综合使用分析方法

将比率分析法和趋势分析法相结合。即将企业的各项财务指标计算成财务比率，对比企业近几年的财务比率，观察变动幅度的大小。在上述方法的基础上，将比较分析法融入其中。即根据企业近几年的财务比率，做出一条折线图。再根据企业所属行业近几年的平均指标做出另一条折线图。两者相互对比，看看企业近几年发展情况如何，在同行业处于什么样的水平。再将比率分析法、趋势分析法和因素分析法相结合。通过比率分析法和趋势分析法我们可以得知企业各项财务比率的变动情况。根据变动情况的大小，我们要研究是哪些因素对企业造成了影响。可以利用连环替代法逐个替换财务比率，找出对企业影响较大的财务比率。然后通过财务比率的计算公式，找到其有关财务项目并且对其加以改正。更进一步，我们还可以将比率分析法、趋势分析法、比较分析法和因素分析法相结合。即在了解了影响本企业的关键因素之后，还可以与同行业的企业进行对比。利用因素分析法找出企业与企业之间差距的原因，才能在市场竞争中获得进步。此外上述四种方法还能和杜邦分析法相结合。通过对比不同年份每个项目的财务比率，可以看出它们的变动趋势并找出影响最大的因素。再根据财务比率找到其源头，加以改正。哈佛理论框架法是在上述分析方法的基础之上加入了非数据信息，能够更好地让投资者了解企业。

二、预算表的编制

（一）预算管理的理论依据

1. 超越预算理论

在科学技术不断进步、信息化水平日益发达的现代社会中，市场经济、政治环境瞬息万变，企业为了生存和发展，必须建立起一套高效、实用的管理体系来协助经营者进行经营决策和制定发展战略。在过去，大部分企业以财务预算作为企业的基础管理工具。但随着社会科技水平提高，信息化管理工具的应用，科学管理方法的普及，很多企业所实施的财务预算管理已经不能满足企业发展的需求。许多企业的经营者、财务主管等高级管理人员均认为传统的财务预算管理弊端众多，以传统的预算方式管理企业，不但阻碍企业对市场需求的反应，更限制了企业的发展空间。

由于去除了管理流程中的各项复杂因素，运用超越预算模型的公司，运作更加快捷。如果在原则、价值、界限明确的前提下，给予管理人员一定程度快速反应、自主决定的权力，这一优点将更为明显。灵活性的组织网络亦非常重要，在这样的环境里，管理人员能够及时重新配置流程，快速回应顾客需求。但是，对快速反应的组织来说，最重要的还是要有一个开放的、持续的、适应性强的战略流程，要能确保组织快速应对刚刚萌芽的威胁或机会，而不是受制于僵化过时的方案计划。就此而言，企业要做有规律的滚动预测，并确保顺利获取需要的资源。

2. 风险预算理论

风险预算是测量和分解风险的过程，利用这些风险度量值进行资产配置决策和选定组合经理，并使用这些风险预算监控资产配置和组合经理。目前普遍认为风险预算是以风险的概率或统计度量为基础，利用现代风险和组合管理工具去管理风险。风险预算过程暗示着潜在革命性。这是因为盯着超基准或打败基准是经理孜孜不倦所追求的。但他们必须在风险承受范围内，获取最大的可能收益。使用风险预算，机构投资者评价他的经理将依据相对于他们基准风险收益方面，而不是在打败那些基准的能力上。

风险预算包含从战略风险到单个证券选择的一系列逐级分解的风险限制，反映每个单元及单元间的所有风险。逐级分解有助于确保分配给风险承担单位的斟酌处理权在事先得到很好的考虑，从而使得在整个投资计划层面上满足总风险容忍水平。资产配置下，单个投资经理可能有跟踪误差限制或投资指引，但整个投资计划层面的跟踪误差几乎与这些措施无关，而单个投资经理的跟踪误差又几乎与资产配置的总体最大偏离程度无关。另外，资产配置没有同时联合考虑各风险点。相反，风险预算对不同层次风险设置限制，这些限制可以被同步监控。

3. 新公共管理理论

新公共管理从公共选择理论中获得支持，认为政府应以顾客或市场为导向，从而改变传统公共行政模式下政府与社会之间的关系，对政府职能及其与社会的关系重新进行定位。建立顾客驱动机制，让民众来评价政府提供公共服务和公共产品的好坏，这有利于吸纳和听取民众的意见，不断改进自身工作的不足，来获取民众的支持，形成良好的政府与民众互动机制。在市场机制下，竞争和私人部门管理是两个普遍性的问题。原来的公共部门缺乏活力和动力，将竞争引入其中，让市场来提供公共服务和公共产品，这样可以在很大程度上打破种种僵局，实现管理上的低成本和高效率，从而可以有效地提高政府绩效。

新公共管理让我们重新认识了政府管理，使得我们重新审视如何对政府部门进行管理以及怎样才能给公共带来社会福利，所以还需要我们在实践中不断进行完善与发展。新公共管理理论所具有的深厚的理论基础，对我国的行政学研究和政府管理实践有着重要的启发作用。中国目前的行政改革从主要结构上看，如政府职能结构、人员的配备和时代背景，都和发达国家的行政机构改革有着很大的相似性。但是每个国家的国情与特定的结构都是不一样的，每一项政策措施都要与其环境相适应，要结合国家国情、自身特点，拥有一套属于自己的行政管理理论基础与实践方法操作是必不可少的。

（二）预算表的编制特征

1. 开放性

预算编制虽然主要是一个行政权的运作过程，但是要形成科学、合理的预算案，行政权的作用主要在于主导程序的进行，而不能是控制、封闭。预算编制是对公共利益的反映，是对资源配置的请求，以及通过对资源的配置对未来的社会发展方向进行掌控。预算编制过程同时也是政治决策过程。它反映了国家未来的方向引导、资源的流向，体现了权力的竞争。尽管从总体上看，公共预算具体表现为预算决策过程中一个个底线和特定的日程表，然而实际上就像在玩利害攸关的纸牌游戏。从编制开始，各种利益、需求展开意愿的表达、资源的争夺、较量与妥协。预算编制由政府主导，这符合预算的基本规律，因为政府是具体执行者。但是政府花的毕竟不是自己的钱，它不是所有者，它不能也不应排除其他人员的参与。民众作为所有者，代议机关作为民众的代理人，有当然权利对预算进行掌控，要求预算反映公共需求。目前，我国预算编制过程中的开放性显然并不充分，既未向人大开放，更未向民众开放。对人大而言，其接触到预算的时候，政府的预算草案已然形成。并且每次开人大会议预算资料均作为机密材料，在开会前才发给代表，会议结束后很快又收回。人大会议虽然有听取审议国家预算的议程，但审议的其实是预算报告，并非真正的预算。

2. 主动性

预算是具有法律效力的基本财政计划，是国家为了实现政治经济任务，有计划地集中和分配一部分国民收入的重要工具，是国家经济政策的反映。作为政府的基本财政收支计划，预算能够全面反映国家财力规模和平衡状态，并且是各种财政政策手段综合运用结果的反映，因而在宏观调控中具有重要的功能作用。为了充分发挥和更好实现预算的宏观调控，编制中的集中预算决策就非常有必要。考察相关国家的预算编制程序，其最大的共同点在于编制机关的主动性和掌控性。

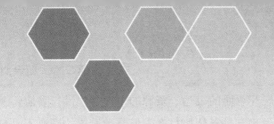

第三章 医院运营精细化管理

第一节 医院运营精细化的概念

一、医院精细化管理的背景

随着医院改革的发展，医疗卫生行业发生了很大的变化。同时医院的竞争已进入白热化，加上医改方面的原因，医院的发展压力越来越大。医院精细化管理的新背景主要是体现在四个方面：社会转型对医院管理提出了新挑战，医改背景对医院管理提出了新要求，医学发展对医院管理有了新的促进，法治社会对医院管理产生了新变化。

医院开展精细化管理的压力有以下几个原因：

（一）医改政策促使医院必须精益管理

十八届三中全会有关医疗政策主要是体现在以下三个方面：一是完善合理分级诊疗模式，建立社区医生和居民契约服务关系。二是取消以药补医，理顺医药价格，建立科学补偿机制。改革医保支付方式，健全全民医保体系。三是鼓励社会办医，优先支持举办非营利性医疗机构。允许医师多点执业，允许民办医疗机构纳入医保定点范围。在过去以药养医、在政府投入严重不足的背景下，医院面对医改的应对措施和实现途径主要有三种：一是通过价格调整机制补偿；二是政府投入补偿；三是医院提升内部管理，实现增收节支。第一种方式价格调整机制补偿的作用是有限的。病人的负担不能增加，同时还受到物价管理部门的限制，调整收费价格上升空间有限。第二种方式由于是以地方财政补偿为主，能否补偿多少受不同地方财政的实力的影响，其补偿是有限的。第三种方式尽管影响是有限的，但因为由医院主导的，对医院的作用也是持续的，有效的。

因此，面对医改，医院需要更精细的成本管理，内部控制等一系列精细化管理措施来实现医院价值提升，同时绩效考核是医院面对新医疗政策的重要应对措施和实现途径。精细化管理是科学管理的比较高的层次，也是医院管理现代化的一个新的要求。所以，不管医院怎么样改革，医院首先要做好自己的事情，强身健体。

（二）医院行业竞争渐趋白热化

随着医疗卫生行业改革的进行，行业间的竞争也日趋激烈。在有限的资源中，只有具有战略的眼光、独特的文化、科学的管理、独具特色的技术、温馨周到的服务及合理的价格，才能在激烈的市场竞争中抢占先机。精细化管理将成为医院生存和发展的基本条件。

（三）医院管理的内在需求

医院管理由惯性运行转向规范化、制度化运行，必须是各项规章制度、操作流程及管理模式落实在实际工作中的各个细节，而不仅仅停留在墙上和纸上。全体职工明确自身岗位职责，牢记核心制度，严格执行技术操作规程，从而有效地防范医疗纠纷。在医院实际的经营管理中，把精细化管理的侧重点放在了医疗安全、质量管理、经营运作管理、人才管理等几个方面，坚持"业务工作求精求实、制度措施求全求细、标准要求求严求高"的工作理念，尽快步入正规化、规范化和科学化管理轨道，确保目标顺利实现。

随着我国医疗行业的不断发展，医疗事业改革不断推进，在医院管理中引入精细化管理，并按市场化运作已势在必行。不同的学者对于医院的精细化管理有着各种观点和看法。李杨认为医院的精细化管理有着重要的现实意义，医院精细化管理是现代医院管理发展的必然要求。而精细化管理作为一种管理模式可以将常规医院的管理引向深入，将精细化管理的理念、方法、内涵引入到医院实际的管理中，这要求医院各个部门应贯彻好精细化管理的思想和工作作风。姚建根等人认为，医院精细化管理实质就是对医院发展战略和目标进行逐步分解、逐项细化和逐条落实的过程，这个过程可以让医院的发展规划能迅速有效贯彻到实际工作中的每个环节，医院通过精细化管理的实现来提升医院整体执行能力。蔡东升提出，精细化管理是一项复杂的系统工作，医院实施精细化管理可助力医院走持续发展的道路，让医院保持稳定的发展和进步。具体来讲可以通过提高管理技术手段，加强医院信息化建设，促使医院节省节能成本，有利于创建医院高效节能型管理体系。王志华等人从管理幕僚的角度论述医院的精细化管理，并对管理的组织架构提出了新的管理思路。他们认为，现代组织管理离不开幕僚，幕僚可以分为政策性幕僚和管理型幕僚。管理型幕僚是一种以管理改善为导向的参谋人员，在医院精细化管理中可以充分发挥检讨和改善作用。

因此，为了实现具有核心竞争力的现代化医院的战略目标，针对医院在快速发展中所面临的问题，使医院管理由粗放式管理向精细化管理转化、由随意性管理向制度化管理转化、由经验式管理向科学化管理转化、由管理医院向经营医院转化、由机会型向战略型转变，从而实现医院可持续发展，增强医院核心竞争力，医院管理层适时提出开展精细化管理，这是医院长远发展的必要，也是市场变革的需要。精细化管理是科学管理的较高境界，它是运用程序化、标准化和数据化的手段，使组织管理的各单元精确、高效、协同和持续运行。

目前，在国内医院的医疗系统中实行精细化管理已逐渐开始普及并逐渐受到重视，但在医院内部如何开展精细化管理还没有过系统全面的论述和实践。这也是我们研究医院运营精细化的原因。随着医院精细化管理的趋势不可逆转，尽早发现一条适合医院运营精细化管理方案是提升医院系统整体管理水平的必由之路。

二、医院精细化管理的必要性

（一）优化流程，合理利用资源

高效、便捷的流程是节省人力、提高工作效率、明确责任的最有效措施。由于历史原因和不良工作习惯，一些工作流程阻碍了医院发展。优化流程可使现有人力资源得到最大限度的发挥，使许多工作在团队的有机配合下，既节省时间又提高效率，同时还可减少部门间的互相推诿。但流程的落实必须与绩效考核相结合，流程才具有生命力。

（二）医院经营需低成本运行

成本管理是为了最大化和高效率利用组织资源而进行的管理行为》。医院过去仅停留在管理层面，如管理层认为需要增添设备就购进，出现所购设备不能满足临床需求，不是闲置就是运转不良。随着市场经济的发展，医院必须学会经营。要经营就要计算成本，用最小的投入获取最大的收益是经营者的基本思想。在医院经营中，如何减少浪费、合理利用资源，降低医院运营成本，在不增加患者负担前提下，提高医院利润率，开展精细化管理是必由之路。

（三）精细化管理的开展是医院品牌建设的基础

如何从长远利益出发，使医院建设走向品牌化战略，走在行业前列，树立医院在人们心目中的备受尊敬的牢固地位，是医院管理者深思的问题。质量是医院发展的生命线，是医院可持续发展的保证。质量上乘是一流医院软环境的一个显著特征，也是顾客（患者）产生信任感和忠诚感的最直接原因，可以更多地将现实顾客（患者）和潜在顾客（患者）转化为忠诚顾客（患者），进而稳定患者来源。在人才梯队建设、医院规范管理、医疗设备、医疗技术、收费价格规范的前提下，医院的竞争更主要的表现在服务的竞争，以及独特的医院文化的竞争。员工先进的理念、价值追求，自律的行为，优秀的团队精神是医院长期发展的核心竞争力。其不同于标识文化，可以借鉴也可以被借鉴。精细化管理的开展使医院文化建设进一步得到提升，提升了医院在人们心目中的美誉度。

医院运营精细化是指医院通过实施精细化运营管理，对医院资产、资金，人员进行合理，规范，高效的精细化管理，通过做好医院的基础工作，运用信息化手段，对成本控制、绩效与核，预算管理，全成本核算以及其他的运营管理的各环节，各部门进行梳理和优化，有效地提高医院运行效率，进而达到有效。约控制成本的目的。

第二节 医院运营精细化的意义

随着医改的深入推进，要求公立医院施行成本核算、预算管理和绩效考核，以加强医院管理。医院通过近几年的快速发展，规模扩大、收入增长，但是在管理方面存在缺失，尤其许多医院的管理者是学医出身，对运营管理不重视，不关注，造成医院的业务发展的同时，面临着经营不善、管理混乱的现状，这种情况下，只有通过精细化的管理，才能实现对医院材料、资产、资金、人员的合理、规范、有效的运行和管理，通过医院管理逐步档细化，及时发现运营管理中存在的不规范，不合理，流程不顺畅的现象，不断地对运营管理的各环节，各部门进行梳理，有效地提高医院运行效率，进而达到有效节约控制成本的目的。

一、医院精细化管理的概念

医院精细化管理，是医院为适应集约化和规模化生产方式，建立目标细分、标准细分、任务细分、流程细分，实施精确计划、精确决策、精确控制、精确考核的一种科学管理模式。精细化的对立面是马虎化，也就是前文所提的"大约"、"差不多"和"大概"等。医院精细化管理，对医院来说，是一种新的挑战，是将医院管理或执行的过程严格按照规范化的要求，精益求精、细致周到地力求做到完美的过程。精细化管理最基本的特征就是重细节、重过程、重基础、重具体、重落实、重质量、重效果，讲究专注地做好每一件事，在每一个细节上精益求精、力争最佳。医院精细化管理的本质就在于它是一种对医院发展战略和目标分解细化和落实的过程，是让医院发展的战略规划能有效贯彻到每个环节并发挥作用的过程，同时也是提升医院整体执行能力的一个重要途径。

在理解医院精细化管理的定义后，如何开展医院的精细化管理工作？为了更好地理解医院精细化管理，需要从各个方面理解医院精细化管理的内涵。结合前文提到精细化管理的专业化、系统化、制度化、数据化和信息化等特征，总结为以下面几个方面：

（一）医院精细化是一种目标管理

彼得·圣吉在《第五项修炼》中指出，共同愿景是团队学习的重要步骤。在医院精细化管理过程中，为组织内成员描绘一个共同愿景，让所有成员在可及的共同愿景下，为共同的目标而努力奋斗。这就要求医院的目标要可及，且有具体的实施步骤。医院精细化管理在目标管理过程中，就是要细化、明确目标的分解、组成，让组织成员明确实施步骤的岗位职责和具体工作，以达到最后实现医院共同目标和愿景的目的。

（二）医院精细化是一种管理理念

精细化的管理理念是一个自上而下而又自下而上循环往复的过程，是一个组织内领导者对员工与组织体系熏陶的潜移默化过程，只有在组织内畅行精细化的管理理念，精细化的管理才能成为领导者与员工们的习惯。

精细化管理体现了医院领导者对管理的完美追求，是医院管理严谨、认真、精益求精思想的贯彻。理念决定行为。医疗是一个严谨的过程，只有用精细化的管理理念，指导严谨的医疗实践，在医疗服务的各个环节和程序中，医院才会取得竞争的优势和品牌的发展。

（三）医院精细化是一种管理文化

医院精细化体现了医院组织内管理的文化氛围和体系。就如管理者经常说的，三流的组织卖产品，二流的组织卖标准，一流的组织依靠文化影响。精细化管理在医院组织内部形成一种文化氛围后，就会在全体员工之间、各个操作流程、操作环节之中流动形成一种自觉与自愿，这是一种理念的更新，更是一种管理的自我要求，是建立在精细化基础上的主流文化氛围。

（四）医院精细化是一种管理方法

管理是医院将有限的医疗资源发挥最大效能的过程。要实现精细化管理，必须建立科学量化的标准和可操作、易执行的操作流程，以及基于操作流程的管理工具；医疗制度的执行都要求要有一整套可以量化的标准和操作的流程。用精细化的管理，可以降低医疗风险、减少医疗差错的发生概率，提升患者安全。

（五）医院精细化是一种系统管理

医院任何一个部门都是一个多系统协作的组织，精细化管理要对医院组织系统内不同部门、不同流程、不同环节之间统一协调管理，需要对不同部门及环节之间的配合和配套服务跟进工作。医疗服务的产品就是患者的健康。因此，医院的精细化管理更注重于系统的管理过程。

（六）精细化是一种规范化管理

医院精细化管理的落脚点是精、准、细、严，不是停留于空泛管理之上。要求具体到医院组织内部的每一项管理要求，准确到医院专科发展建设上，每一个操作规范，细化到每一个诊疗操作的步骤，严格执行各种行业规范与准则，将管理具体化、内容清晰化、过程明朗化，以实现医院精细化管理的要求。

（七）医院精细化是一种交点管理

精细化管理的实现更注重于环节的衔接。环节的流畅与自然过渡是医院精细化管理的难点所在。医院组织管理的有效与效率体现，就是在医院管理的衔接过程之中。在医院，由于对疾病的诊疗涉及多学科、多部门、多体系的分工配合，如医生、护士、医技检查人员、后勤服务人员、财务收费人员的相互配合；在治疗过程中，还涉及同一服务体系中不同班次人员之间的交接，由此而产生的各种交接班制度等。因此各种诊疗服务环节之间衔接的精细化管理，是体现医院管理是否高效的重要标志之一。

（八）医院精细化是一种持续管理

医院精细化管理要求在管理的过程中，不断收集回馈医院管理的信息，以根据医院管理的实际不断做出修正和调整。事物的发展是一个动态变化的过程，医院精细化管理就是要求不断地根据新情况、新问题、新要求、病人病情的新变化做出适当地调整和反馈，以达到医院管理的实效。

在以上概念的理解的基础上，也可以总结为三点：一是塑造精细化管理理念，理念是根本；二是营造精细化文化氛围，文化是源泉；三是运用精细化管理方法，方法是抓手。

二、医院精细化管理的内容

精细化管理包括了管理精细化、质量精细化、服务精细化、生产精细化、物流精细化、营销精细化、业务流程精细化、宣传广告精细化、文化精细化等等。对于医院来说，主要是包括了以下几个方面：

（一）医疗安全精细化

保证医疗安全是医院持续发展的基石。随着精细化管理的开展，各项规章制度尤其重要。如患者各项检查及治疗的告知；知情同意书的签订；三级医师查房；会诊制度的落实和检查；重危病人抢救及各种紧急预案的制定；合理用药的管理等。对所有发生的医疗纠纷，定期组织专家组进行分析、讨论，做出结论，并在全院中干会上进行讲评和通报，对当事科室及当事人酌情进行处罚。

（二）医疗护理工作精细化

医院精细化管理需要建立健全一整套医疗护理医技质量考评办法及工作流程，改变过去的终末质量考评为基础质量、环节质量、终末质量全程考评。以静脉输液流程为例，过去患者静脉输液流程为医生下达医嘱、护士取药并摆药、按程序输注。一旦发生问题再查各个环节，监督成为事后，医患双方均难以将问题说清。可以改输液流程为医生下达医嘱、护士监督并执行医嘱、转抄输液卡一式两份并查对，一份由治疗护士查对并摆药，加药后签注时间和姓名；另一份由责任护士带至患者床旁，告知患者所用药物及相关注意事项，执行完毕填写时间、滴数并签名。需更换液体时由巡回护士查对并签名。护士长对本病区的患者随时进行检查。流程合理、责任明确，并保留了依据，减少了纠纷。

（三）医院运营精细化

医院的精细化管理需要全员树立强烈的成本意识。如大型设备的采购，如果仅由决策层研究决定，购进后的使用及运行完全惯性运行。可能购买了不可行或不需要的设备。而如果购进设备需做前期可行性论证，广泛调研，由管理层、纪检、职能、临床专业人员参与集体公开招标，并对设备的使用和管理逐一规范，这样才能确保购进设备发挥最大效能。

（四）医务人员日常行为管理精细化

员工的行为管理也离不开精细化。如患者在就诊过程中，医务人员应使用规范用语与患者交流；护理人员在接待患者入院时有完整流程。在接待时的问候、入院介绍、健康宣教、出院指导等；医务人员的衣着、发饰、语言等的规范，既体现了良好文化修养，又为医院健康发展注入了新的活力。

（五）医院基础管理精细化

医院精细化管理需要以方便患者、规范管理、节约成本为出发点，比如对全院的用水、用电进行规范管理。医疗器械的维修从过去临床找维修人员变为维修人员定期下点，现场解决。办公用品及常用低值易耗品的使用，从节约一张纸、一根棉签入手，培养精打细算的良好习惯。卫生保洁的社会化及医院环境的园林化，为患者营造了温馨、舒适、整洁的治疗环境，从细节中提升了医疗服务质量和管理水平。

三、医院精细化管理的实施途径

前文提到，医院要提高管理水平，提高工作效率、提高服务质量、节约运营成本，就必须树立"精细"理念，引入精细化管理，使管理更加标准化、规范化和全面化。实现精细管理的方法很多，内容非常丰富，制度建设、标准化建设、信息化建设、岗位责任制、流程改造、成本核算等。那么具体应如何实施？主要途径有哪些？

一般来讲，医院精细化管理的实施过程有以下步骤：一是推动制度化建设；二是对流程再造；三是精细财务管理，为整体的精细化管理提供基础；四是信息化作为手段经过归纳和总结，具体展开来讲，医院的在实施精细化管理主要途径有如下基本思路：

（一）推进制度建设

传统型管理向制度化管理转变是实施精细化管理的基本要求之一。制度建设是实现医院精细化管理的关键所在。制度化管理的医院旨在避免"强人"治理，主张通过制度实现对医院的管理。在具体的实施过程中，医院可通过整合制度，建章立制。对全院所有岗位、每个专业进行了全面梳理，把原有岗位标准、规定和岗位责任制整合为细致的工作标准，严格对照标准现场作业，在医疗、护理、管理、质量、服务等方面切实做到人人、事事、时时、处处有标准。编印相应的医院管理制度和岗位职责汇编，发到每个员工手中组织学习、贯彻、执行。

（二）加强流程化管理

很多单位有制度，但实施不下去的原因在于没有具体的流程，导致制度不可操作。流程化管理是实现精细化管理前提条件。实施精细管理首先要重视流程化管理，进一步优化医疗服务流程，简化服务环节，提高服务满意度，缩短服务流程循环周期，减少病人等待时间，改进服务质量，提升医院的综合效益。可以根据病人就诊量合理设置挂号、划价，收费的窗口数量，实行"一站式"服务，缩短了病人的等待时间；合理安排医技科室的工作，在保证质量的前提下尽力缩短各项检查的预约和出具报告时间。在改造门诊楼时进行换位思考，围绕病人需要充分考虑门诊各科室在空间位置上的合理性，对现有科室的布局依照服务流程优化的要求进行整合，逐步改善医疗服务的硬环境。

（三）细化财务管理

财务管理是推进精细化管理工作的重中之重。在精细化管理中，财务精细化管理的水平，直接影响到医院的整体决策和未来发展。对医院来说，财务精细化管理是医院最核心的管理。应通过加强医院内部的财务管理，出台医院财务相关的内部控制管理规定，建立起集中的财务精细化管理体系以及科学合理的财务核算流程，完善了内部控制制度，成立成本核算小组，统一管理，加强成本核算。实现全过程有效的财务管理与监控以及全成本费用的优化预控，使医院在竞争中立于不败之地。

马克思认为，"一种科学只有在成功运用数学时，才算达到真正完善的地步"。同样的，精细化管理必须有效运用财务的数据系统。有不少管理者看不懂《资产负债表》《现金流量表》，相当于管理者没有了标准视力的眼睛。因此，认识财务管理在医院管理当中的重要性，是细化财务管理的前提。

1.财务是具体管理活动的重要组成部分

财务是一个企业的血液，特别对于现金来说，就是企业的血液，所以在财务界经常说，"现金为王"。在发展速度与财务健康的选择上，"做大先要做强"。医院财务在管理中主要有三个方面：一是医院各个科室应懂得财务，并将其列为培训的重要内容；二是把对财务的考核列为考核要素的第一位；三是控制资产负债率，提高资金的周转速度；四是调整收入和支出结构，提升医院管理内涵，提高医院在面对改革和竞争中的各种应对能力。

2.财务是经营成果的科学反映

医院在总结自己的行业地位时，需要用具体的财务数据做出分析。财务报表是医院各项综合能力和运营能力的重要体现之一。通过各个数据的分析，发现问题，综合提高医院的各项指标。

3.财务是为管理者提供决策数据分析的系统

不少医院存在着财务计划性不强，上半年多花钱，下半年需要的投入资金紧张；收入、成本数据不准确；全面预算缺乏刚性，管理中"心中无数"，管理人员习惯于定性分析，对"过程决定结果"认识不清等等。对于医院来说，规范化的财务管理工作是基础，有了这个基础，才能为医院的管理者提供准备的财务数据供科学决策作为依据。

（四）促进信息化建设，加强数据挖掘

信息化是实现精细化管理的有效手段。精细化管理强调数据管理，为绩效考核提供数据和依据。应由信息化软件，对全院上门诊的医生、住院医师、检查科室所完成的工作数量进行全面统计。统计每人每天的处方数、手术次数以及检查科室所完成的工作量，固定一个统计周期，汇总形成统计报表，送交医院领导和有关部门，在有关会议上通报和公示。强化统计工作后，各项工作出现明显变化：防止了门诊处方的外流、减少了一定的漏费、打消了部分人员浑水摸鱼、滥竽充数的懒惰思想，调动每个职工的积极性，同时也为综合考评提供了依据。

第三节 医院运营精细化管理的内容

医院运营精细化管理作为一种新兴的管理理念，管理的主要核心在加大限度地为医院降低成本，节约资源，以提高医院管理效益。

医院运营精细化管理，主要包括以下几个方面：

一、医院绩效精细化管理

医院绩效评价指标体系构建。医院绩效评价指标体系，制定绩效目标，评价、监督、反馈等管理运行机制，是现代医院实现可持续发展的必然趋势和重要动力。因此，医院绩效管理是医院管理的基础性工作，也是激励医院医务人员，促进医院发展的重要工作。所以医院精细化管理需要从绩效管理入手。

（一）绩效

什么是绩效？绩效是业绩和效率的统称，包括活动过程的效率和结果。绩效的界定有三种：第一，绩效是一种行为；第二，绩效是一种结果；第三，绩效是一种关系，是强调员工潜能与绩效的关系，关注员工素质，关注未来发展。从管理学的角度看，绩效包括个人绩效和组织绩效两个方面，组织绩效是组织期望的结果，是组织为实现其目标而展现在不同层面上的有效输出。从行为学角度看，绩效是一种个人或组织的行为能力判断，可以区分个人或组织行为能力的高低。从经济学角度看，绩效与薪酬是员工和组织之间的对等承诺，绩效是员工对组织的承诺，而薪酬是组织对员工的承诺。社会学认为，绩效意味着每个社会成员按照社会分工所承担的职责。

（二）医院绩效管理的内涵

医院绩效管理是指医院在明确的组织目标下，通过持续开放的沟通过程，形成组织目标所预期的利益和产出，并推动团队和个人做出有利于实现组织目标的行为。

医院绩效管理内涵主要有：其一，绩效管理目标是医院制定可定性或可量化的工作任务，并对科室或个人的工作产出进行衡量或评估；其二，绩效管理标准是达到绩效指标的程度，一般分为基本标准和卓越标准，前者主要用于判断被评估者的绩效是否达到医院的基本要求，后者是指医院对被评估对象未做具体的要求和期望，但其仍超越他人达到较高的绩效水平，这也是医院管理要求的上限与下限；其三，绩效管理不但可以衡量，而且可以控制。医院绩效指标及绩效标准确认后，可以来取量化和非量化两种方式，通过考核等形式对绩效的形成过程和最终结果，进行有效的控制与改进。

医院绩效精细化目标有：一是绩效与战略对接，反映医院发展意图；二是强化医院内部管理，提升运营能力；三是改善医院员工业绩，有效激励和客观评价。

对医院管理者来说，绩效是一个医院的院长和员工的持续不断地双向沟通的过程。也就是说，医院绩效管理是全体员工参与医院管理的自下而上的过程，是一个以员工为中心并强调发展的过程。首先给员工确立目标并与其达成一致的承诺；其次对医院和员工实际期望的绩效进行客观衡量或主观评价；最后通过相互反馈进行修整、确定可接受的目标并采取行动。因此，进行医院绩效管理时，既要考虑投入（行为），也要考虑产出（结果），同时还要考虑医院员工个人自主性和学习能力的提高，特别是强调建立医院绩效文化，促进员工之间相互支持和鼓励，形成具有激励作用的工作氛围。因为医院和员工的绩效管理是在医院一定的组织背景中进行的，离不开医院特定的组织战略和组织目标，而对医院绩效进行管理，也离不开对员工的管理，而且还要通过员工实现医院的组织目标。

绩效管理就是将工作人员的工作指标量化。医院绩效管理实际上也是将医务人员的工作指标量化，把成绩跟收入挂钩。其过程一般包括绩效计划、绩效实施与管理、绩效评估、绩效反馈等四个环节，其中绩效计划是管理者与被管理者之间需要在对被管理者绩效的期望上达成共识；绩效实施与管理是管理者对被管理者的工作进行指导和监督，对发现的问题及时予以解决，并对绩效计划进行调整；绩效评估是根据制定的绩效计划，对组织目标完成情况进行评估；绩效反馈是在绩效管理工作结束后，将评估结果向员工反馈，并作为员工培训和制定个人发展计划的依据。因此，根据医院内设科室和员工个人的职责，设定绩效指标，制定详尽的绩效标准，进行绩效评估，是开展医院绩效管理工作的基础。

医院绩效管理涉及医院、科室、个人以及相互之间的各个层次，在医院管理的不同层次进行绩效管理，具有十分重要的现实意义。在绩效管理工作中，可从"德""能""创""效"四项予以实施。可设计具体的考核表格，每项设置不同的权重，根据每项的不同得分可获得总分。

"德"的具体准则就是新时期社会主义道德规范，比如可以从"仁、义、礼、智、信、温、良、恭、俭、让"这几个方面来进行评价。

"能"分为劳苦系数、努力系数、贡献系数，其中劳苦系数是职责考核，在科室中分成若干医疗小组，每个小组有高、中和初级职称的人员，严格按职责要求办事，如果不称职，就按其实际工作所符合职称的奖金系数设置，让技术高超的人能够得到好处。努力系数是指创新和进步，鼓励医生逐步开展治疗过去没有治疗过的疾病。贡献系数是技术指标，可按每月实际治疗的疾病，必须达到往年的平均劳动强度，包括病种和数量；是把医疗文书书写纳入到考核体系，与奖金挂钩。

"创"就是创新，主要包括教学、科研两部分。

"效"就是效益。实行成本管理，注重社会效益，切实衡量收费、价格等是否符合规定，是否符合病人的承受能力。医院从总体上考核科室的实际收入利润，提高者给予奖励。每个科室再根据上述原则考核每个人的实际收入进行具体的分配。

不同的考核内容由不同的部分进行考核。"德"由医院党办和人力资源部门负责考核。"能"由医务部门考核，"创"由科教部门考核。"效"则由财务部门汇总算出全部分数。医院办公室负责考核和监督上述部门的运作，可以在内网、外网分别设立举报信箱，员工可以通过面对面、书面、电子、电话等形式反映实施过程中的问题。

（三）对医院绩效管理的理解

医院绩效管理的目的是结合医院建设发展的需要对员工进行指导和支持，不断提升医院管理水平，以尽可能高的效率，获得尽可能大的效益，同时也引导医院向良性方面发展。

1.医院绩效管理反映医院的管理能力

医院绩效管理的目的分为战略目的、管理目的和开发目的。既要管理医院不同组织的绩效，又要管理员工的绩效。医院绩效管理有以下作用：一是绩效管理要根据医院发展战略目标制定各科室和员工的目标，成为落实医院发展战略的手段。二是绩效管理要贯彻指导、评价、区分、激励、沟通等管理措施，促进医院管理工作的有效发展。三是绩效管理要着眼于人力资源的开发，使员工不断进步，保持绩效持续改善。

2. 医院绩效管理是一种薪酬管理

医院根据员工所提供的不同服务，确定员工应当得到的报酬总额以及报酬结构和报酬确定薪酬。以岗位定薪酬、以业绩定薪酬、以能力定薪酬是医院薪酬管理的基础。医院薪酬管理需要在薪酬的公平性、有效性以及合法性之间找到平衡。因此，要始终坚持平衡、协调和把握效率优先、兼顾公平、按贡献度大小分配薪酬的基本原则。其中，效率优先是医院分配改革的第一原则，兼顾公平主要调和分配差距；按贡献度大小分配薪酬既是一种激励导向，也是一种分配倾斜和补充。从作用机制和对象上看，效率优先原则主要拉开医院一二三线人员的薪酬分配差距，兼顾公平原则主要调节三二一线人员的薪酬分配差距，而按贡献度大小分配原则主要加大技术、管理骨干的薪酬分配倾斜，对医院人力资源的外发和使用将起到良好的支持和引导作用。

3. 医院绩效管理是一种调节

医院绩效的评价过程是对医院管理状况的考核过程，也是对医院管理干部领导行为的激励和强化的过程。在医院管理中，员工个体行为与群体行为之间常存在着轻重协调问题，不同条件的科室、不同的员工，其表现出来的作用也存在较大的差距。通过绩效管理的调节，可以及时化解此类矛盾。医院绩效管理需要突出制定的绩效指标的针对性，又不能存在交叉，从而增强绩效管理的可操作性，有的放矢地改进工作。

医院绩效管理的对象是一个心理需求层次较高的知识密集型群体。而医院管理的工作是与人的生命健康息息相关的工作。因此，研究科学客观的医院绩效管理评价方法，使医院绩效管理逐渐成为医院员工广泛认可的管理过程，将有利于形成调动员工积极性、鼓励开拓创新、进行团队协作的绩效文化和工作氛围，成为落实医院发展战略的重要工具。

二、医院经营精细化管理

医院面对医疗技术更新、医疗费用不断上涨、病人的医疗要求日渐提高等诸多方面的竞争和挑战，如何实现在较高的劳动效率基础上的良好效益，是当前医院管理研究的重点问题。比如医院管理体制存在产权不清、权责不明、政企不分、管理不科学的弊端，造成医院投资主体单一，卫生筹资的渠道狭窄；医院运营机制不完善，缺乏自主权；卫生资源配置不合理，条块分割运行成本高，缺乏效率和效益等。

因此，医院要从科学发展观的角度实现医院经营管理观念的升华。既要考虑当地的发展，又要考虑未来发展的需求，坚持以人为本、全面、协调、可持续的科学发展观。妥善处理医院公益性与经营性的关系，坚持医院经营的公益性，坚持全心全意为人民服务的宗旨。

医院应注重建立全面的包括新管理理论、新管理体制、新管理机构、新运行机制、新运营模式等经营模式，实行院科两级相结合的经营管理体制，在管理中要注意以下几种方法：一要注重以人为本的管理方法，提倡合作创新，实现自我管理和自我超越，创造发挥医院人才最大创造力的新空间。二要注重信息管理的方法，建设和使用计算机网络系统，通过提高信息传输和交换的速度、效率，改变医院与医院之间、医院与科室之间、医生与病人之间、医院信息传输与交换之间的行为方式以及医疗信息服务的协调模式，使医院管理手段更加科学化和数据化，为现代医院发展提供广阔的空间。三要注重组织管理的方法，提高自我调节能力和自我超越能力，发挥医院团队运作优势。四要注重知识管理的方法，通过对知识的有意识利用，使之变成一个可以管理的资源，不断使医院具有强劲的经济竞争优势。医院经营管理创新的目的在于根据服务人群的要求，不断调整医疗服务的经营策略和功能定位，不断推出新的服务模式和服务手段，开展新的诊疗技术和项目，以不断满足社会群众的医疗服务和健康需求。坚持以人为本，把满足员工的需求和员工的全面发展作为医院人力资源管理的出发点和目的，以医院员工的能力作为管理对象和管理核心，建立以能力为核心的价值观，以员工的能力、智力为管理重点的量化绩效考核体系，形成医院对科室、科室对员工的院、科两级考核体系，不断完善医院、科室、员工的绩效考核方案和激励分配机制，按岗位定绩效考核目标，按目标定绩效考核标准和指标，按绩效定激励方向，包括薪资调整、深入培训、职位升降、定职定级、转岗解聘等，实现按绩效对科室、员工进行激励和约束，充分发挥医院员工的主动性和能动性。

医院发展力是衡量医院可持续发展的能力，由医院物力、人力和品牌竞争力等因素组成，其中物力由物品和货币组成；人力由管理者能力、员工素质、人力运行机制组成；品牌竞争力由知名度、美誉度、市场占有份额组成。医院经营管照往往以医院建筑物、硬件设备、床位数、床位利用率、门诊量、年业务收入等指标衡量医院的可持续发展能力，忽视了人才因素、学科建设因素、病人评价等软性指标。这种认识误区导致医院发展片面追求规模的建设，直接影响了医院的内涵建设。

通过从物力、人力、品牌竞争力三个方面建立医院发展力评价指标体系。避免考核指标重复计量、交叉计量的重复性，针对不同人群的不同健康需求，采取不同的服务措施，提供预防、保健、医疗、康复等全方位的服务。并在医院经济效益的增长点上体现经营结构的多元化，体现医疗质量和服务质量的提高。

三、医院的资本经营精细化管理

随着卫生改革的深入和市场经济的发展，为医院资本创造了有利的条件。医院资本经营是将医院一切可支配的有形和无形资产以及人力资源视为活化资本，通过市场机制进行有效运作和经营，提高资产使用效率和效益，最大限度地实现资本增值，增强医院市场竞争力。资本经营作为一种以资本增值为目标的战略式经营管理，有利于优化医院资本结构、规避医院投资风险、推动医院产权改革、增强医院发展实力，是现代医院经营管理的发展趋势，是医院优化资源配置、增强发展活力、提高经济效益的有效途径。

（一）体制基础

在市场经济条件下，产权制度的改革和资本市场的发展，为医院资本经营提供了坚实的体制基础。医院资本经营是实现医院产权主体多元化和产权形式多样化，促进医院所有权与经营权分离的必然结果。必将使医院真正成为自主经营、自负盈亏、自我发展、自我约束的独立法人实体和市场竞争主体，并承担创造医院综合效益和国有资产保值增值的责任。

（二）现金机遇

随着医疗服务市场的逐步开放，外资和其他社会资本的介入，相继出现个体、民营、中外合资合作、股份制等医疗机构，为现代医院围绕服务资本、技术资本、金融资本、人力资本、产权资本等进行资本经营提供了机会，并逐步形成多元化的投资经营格局。

（三）融资渠道

医疗机构多元化的投资，促使医疗服务市场与资本市场更加紧密结合，为现代医院进行资本经营提供了新的筹资渠道。同时，资本市场的完善、机构投资者的参与、金融工具和交易形式的发展，也为医院资本经营提供了更大的空间。从而既可实现资本赢利的目的，促进医疗事业发展。

医院资本可分为知识资本与资金资本两大类，其中资金资本由医院的现金、设备、房屋等有形物质组成，是投资的结果，代表着产出和服务能力。而知识资本是医院所拥有的知识、组织文化、管理能力等。主要有以下几种表现形式。

1. 人力资本

人力资本是通过对人进行投资而形成的资本，其基本要素是人力所持有的体力、知识、技能等。人力资源是知识的载体，而知识的存量与转化能力则是人力资源发挥作用的基础。只有通过对人员的投资，包括为提高人才能力而进行的人力资本管理、人力资本动力、人力资本效率、人力资本效益等的各项投资开支，才能产生人力资本。因此，人力资源不断增加其知识拥有量，并为提高服务能力和新知识产出创造条件，对医院知识资本保值与增值发挥不可估量的作用。

2. 管理资本

医院内部管理以职能科室管理为主体，以质量控制与经济安全运行为核心，执行是其主要管理行为。而医院外部管理主要根据市场环境进行医院时期发展的决策，管理行为主要是决策，属于管理能力范畴。加强医院管理的投资，提高医院管理者的能力和素质，提升管理能力、完善组织结构、效率等。

3. 技术资本

技术资本和技术开发与应用的统一，是医院知识资本的核心。市场需求是医院技术资本开发的基本出发点和最终归宿，因此技术资本开发的主要动力来自市场需求，包括引进资金资本、引进智力资本和引进新的机制等，以加快推进医院管理体制和学科组织的调整重组，实现新的具有较强活力的组织机构，确保技术资本不断开发和生产新的产品，提供新的服务，占据医疗服务市场并实现市场价值。同时，高度重视技术资本要素同医院其他资本要素的新组合是提高医院核心竞争力的关键。

4. 市场资本

市场资本是指医院通过其所拥有的与医疗服务市场有关联的无形资产可能获得的潜在收益。医疗服务市场存在的健康需求，具有广泛性、多样性、层次性和复杂性等特点，把医疗服务市场看作一种资本的目的，通过提高对医疗服务市场的认知程度，重视医疗服务市场的营销、开拓、运行、利用能力及医院品牌的投资比率等，尤其是提高医院市场营销的水平和层次。

5. 顾客资本

顾客资本是指医院及其员工在顾客中的信誉以及顾客忠诚度和满意度所隐含的资本形态，是医院生存发展最为宝贵的无形资产。医院资本经营的社会效益离不开医院的公共关系及媒体的传递，同时也离不开政府和社会的支持，而顾客的满意度与忠诚度又离不开医院服务中对顾客利益的关注。因此，顾客满意度与忠诚度在某种程度上直接决定着医院资本经营的效果。

医院资本经营要坚持以提高经济效益为中心，通过市场机制对资本结构、融资和投资进行严格管理和灵活调度，追求资本价值增值最大化和经营贡献最大化。医院资本经营的方式选择主要分为两类：一是内涵式经营，主要通过内部融资和资本存量结构的合理调整、盘活用足现有资本的方式，满足医院经营管理的需要；二是外延式经营，主要通过扩大融资规模增加资本存量、扩大生产，经营场所，增加人力、物力，以实现医院扩大再生产。主要基于医院内部条件和外部环境的变化，通过收购、兼并、股份制、参股、控股、托管、拍卖、联合、租赁、转让等多种形式，进行医院资源的优化配置和产业结构的动态调整。

通过进行资本经营评价指标的分析、比较，选择适宜的资本经营方式，避免医院资本经营的盲目性和失误性，并适时调整资本经营的方向、形式和方式，切实加大对资本经营的力度，积极有效地进行资本运作。提高医疗收入，实现医院资本的保值增值，使医院资本经营进入良性循环，提高医院的社会效益和经济效益。医院通过围绕医疗的市场、服务、质量、品牌、负债、资本、知识、信息等环节展开经营管理。一是培育医院核心经济，以高科技为其重要的资源依托，发展医院特色，打造医院品牌。二是调整医院结构经济，以智力资源、无形资产为第一要素，重视第三、第四产业以及人力资源、形象资产的开发利用。三是拓展医疗市场经济，开展全方位、多领域、广渠道的服务，带动相关医疗学科的发展。四是启动医院综合保障经济，找准医院定位，紧紧围绕医院所承担的任务和功能要求筹划各项建设，将不合作竞争转为合作竞争，形成战略联盟，防止恶性竞争，实现以比较低廉的费用提供比较优质的医疗服务的目标。

医院资本经营在一定的程度上会导致医院经营管理风险的扩张。因此，加强医院资本经营的财务管理，保证医院经济安全、有效运转显得日益重要和迫切。医院资本经营的项目要符合卫生产业的发展方向，具有较强的市场拓展能力。同时把握资本市场发展规律，按照"风险与收益平衡"原则，处理好资本市场与财务风险、风险投资与风险报酬的内在联系，科学合理地运用财务杠杆的调节功能，建立科学的财务风险管理机制，包括工作数量、业务质量、成本水平、收支结余、负债能力等指标在内的财务风险预警系统，开展有效的风险控制、预测、评价、分析、处理工作，建立健全内部财务管理制度，形成完善的内部控制制度和科学的理财方法，强化预算管理，减少资金浪费，保证医院资本的保值、增值，促进医院的建设发展。

四、医院战略成本精细化管理

将战略成本管理的观念引入医院经营管理中，寻求医院长远的竞争优势，是医院长期发展的需要，也是医院传统成本管理体系自身变革的需要，可以更好地实现医院可持续发展的战略目标。医院过去的成本管理理念只重视明显的成本因素，重在成本节省，而忽视隐含的成本因素，其成本信息不能帮助医院管理者有效地进行战略决策。而医院战略成本管理是指将医院成本管理置身于战略管理的空间，从战略高度对医院及其与之关联的成本行为和成本结构进行分析，从而创造竞争优势，以达到医院有效地适应外部持续变化环境的目的，为战略管理服务。一方面将成本管理会计导入医院战略管理并与之相融合，另一方面在成本管理会计中引入战略管理思想，将成本管理对象从内部延伸到外部，将成本管理从日常经营管理提升到战略管理。医院战略成本管理是全方位、多角度突破医院边界的成本管理。重在成本避免，立足预防。其特点表现在五个方面：一是长期性。战略成本管理的目的不仅在于降低成本，更重要的是建立和保持医院的长期竞争优势，以便医院长期生存和发展立足于长远的战略目标。二是全局性。战略成本管理综合医院内部结构和外部环境，进行包括医院内部、竞争对手和整个行业在内的价值链分析。实现最佳的成本效益比，使医院获得成本领先的竞争优势。三是外延性。战略成本管理是全方位的成本管理，不仅加强事前和事后的成本控制，更着眼于医院的采购环节乃至研究开发与设计环节、医疗服务项目的推广应用及病人接受后续诊治的成本控制，把医院成本管理纳入整个医疗市场环境中予以全面考查，全面地分析和控制医院各部门内部及部门之间相互联系的成本。四是抗争性。战略成本管理是在激烈的医疗竞争中如何与竞争对手抗衡的基本竞争战略之一，其目标是实现成本领先，取得竞争优势战胜对手，保证自己的生存和可持续发展。五是创新性。战略成本管理使医院经营管理不断创新成本管理的方法和手段，实现从成本维持和成本改善转向节约或避免本应发生的成本，从源头上控制成本发生。

医院战略成本管理是全员、全过程、全环节、全方位的成本管理，不仅为医院决策者提供决策有用的战略性成本信息，而且借助成本管理的基本功能赢得并保持竞争优势，使医院成本的持续降低成为战略成本管理的终极目标。

医院战略成本管理方法多种多样。可以结合自身情况选择不同的方法。一是价值链分析法。价值链是指一系列由各种纽带连接起来的相互依存的价值活动的集合。价值链分析包括内部价值链分析、竞争对手价值链分析和行业价值链分析。由于医院成本的发生与其价值活动有着共生的关系，所有成本都能分摊到每一项价值活动中，通过价值链分析得出的信息对制定战略、消除成本劣势和创造成本优势起着重要的作用。二是战略定位分析法。医院在选择战略时，必须同行业中各竞争要素的特点及其组合相匹配。通过战略环境分析，确定采取的战略，明确成本管理方向，建立与医院战略相适应的成本管理战略。事实上，价值链分析为战略成本管理提供了一个总体分析框架。而战略定位分析解决了将成本管理与医院战略相结合的问题。三是成本动因分析法。通过结构性成本动因分析和执行性成本动因分析，着重分析医院基础经济结构等情况，寻求提高作业效率的有效选择，降低服务成本，形成竞争优势。

利用战略成本管理的成本信息，先分析各自医疗服务所处市场的生命周期和市场份额等情况确定应采取的战略。突出特色吸引病人，以差异、特色取得竞争优势，通过培养病人对医院品牌的忠诚度等方法实现差异化。如果不能以特色取胜，就要通过严格的质量成本控制和持续的服务流程优化，在成本和效率上优于竞争对手，以低成本、低价格取得竞争优势。

医院只有采用精湛的技术、优良的服务、合理的检查、合理的用药和尽可能低的成本费用令病人满意，才能获得更多的社会效益和经济效益。战略成本管理的核心理念是构建持久的成本领先优势和差异化优势。战略成本管理的现实意义体现在以下几个方面。

（一）有利于改善和加强医院经营管理

成本是决定医院优质服务在竞争中能否取得份额以及占有多少份额的关键因素，而影响竞争成本的核心是医院的战略成本，而非传统的经营成本战略成本管理是现代医院适应市场经济发展和医疗市场竞争的必然结果。

（二）有利于建立和完善成本管理体系

战略成本管理是医院全员管理、全过程管理、全环节管理和全方位管理，是商品使用价值和商品价值结合的管理，是经济和技术结合的管理。不仅在成本管理中体现微观层面上的分析，而且把工作重心转向服务关联、技术关联、采购关联、财务关联、竞争对手关联中的成本分析等有关医院整体战略，使医院经营管理正确地进行成本预测，从而正确地选择医院的经营战略，正确处理医院发展与加强成本管理的关系。

（三）有利于更新医院成本管理的观念

传统成本管理只强调管理医院的目的，而不注重过程选择，忽视了人的能动性、创造性及人的多方面需求。医院战略成本管理将全体员工视为成本产生的直接动因、成本控制的主体和成本改进的决定因素，着重进行医疗服务市场的需求分析和相关技术的发展态势分析，并对医疗服务项目的设计、病人的诊治及后续治疗，维护保养、废弃处置等成本进行全过程管理，以尽可能低的费用，向病人提供尽可能优质的服务，以尽可能少的成本支出，获得尽可能多的使用价值，不断提高医院的市场竞争力，为医院获得更多的社会效益和经济效益。

战略成本管理是成本管理与战略管理有机结合的产物，是医院成本管理发展的必然趋势。引入战略成本管理理念，目的是以成本管理为主线，优化资源配置，寻求差异化优质服务，降低运营成本，构建基于整个价值链优化的战略竞争优势，促使医院统筹兼顾，努力改变医院自身状况，以促进医院更好的发展。

五、医院全成本核算

医院全成本核算真实准确地计算医疗服务的成本，客观、公正地评价医疗服务的价值，动态、实时了解医院各环节的效率和效益，有效地遏止不正常的医疗费用增长，对促进医院建设和发展有着重要的现实意义。

医院学科建设和经营管理是医院建设发展的两条主线，医院经营管理往往是医院建设发展的弱项。很多医院把将成本核算列为医院经营管理的重点。但医院和科室的成本核算存在"双轨制"，对医疗成本的归集范围和分摊方法各不相同，没有统一的操作方法，造成医院成本核算的盲目性和局限性，使成本核算产生的信息结果差异很大，很难为医院经营管理提供真实、完整、可靠的信息，达不到成本核算的真正目的。

医疗服务不同项目和不同数量的组合，构成不同病种、不同病人的医疗成本。因此，建立医院全成本核算信息体系，要以会计核算数据为基础，按成本核算对象归集分配各项费用进行成本核算，计算医疗过程中的全部资金耗费，以保证成本核算结果和会计核算结果，实现成本核算数据与财务会计数据信息的一致性。

医院全成本核算信息体系分为收入指标体系、成本指标体系、效益指标体系、质量指标体系，其中收入指标体系预测经济活动的发展趋势；成本指标体系实现高效、低耗的成本指标控制；效益指标体系实现效能、效率与效益的统一；质量指标体系对不同专业岗位人员的工作质量、效益进行有效的监控。

建立医院全成本核算信息体系的意义，体现在以下三个方面：

第一，提高医院劳动效率效益。实施全成本核算后，运用经营和成本控制理念规范做事原则，将医疗服务质量指标纳入成本考核，只有符合医疗服务质量的劳务才能核算有效收入。这使科室深刻地认识到，只有全面提高医疗质量和服务质量，提高病人满意度，才能赢得更多的病人，从而改变科室每个人的行为方式，变被动服务转为主动经营，不断提高医疗服务质量，提高医院劳动效率和效益。

第二，控制医院经营运行成本。医院各科室之间实行内部有偿服务，提供服务和物品按医院内部服务价格结算。使用资源的科室支付成本，提供资源的科室得到收入，采取所有物料根据医嘱和收费情况进行以耗定量发放、当月成本全额计入的管理方法，提高科室管理意识，改变科室只注重创收、不关心材料消耗的现象，有效控制医院经营运行的无效成本。

第三，优化医院各种资源配置。医院一般存在着各科室争设备、争人员、争空间的现象，从而导致设备闲置或使用率不高、人浮于事、劳动效率低、部分房间不能有效用于临床等后果。规范医院业务管理流程，注重医院经营管理中投入与产出的关系，充分利用成本核算数据，让科室员工参与管理，使各科室高度关注科室的收、支账目情况，把成本确定的目标变为医院员工的自觉行动，自觉控制自己的可控成本。

科室成本核算是医院成本核算的基础。它能发挥医院财务管理与成本核算管理的作用，使医院财务核算走向经济管理的高度，深入到医院经营管理的各个方面和层次，有效地制止不正常的医疗费用增长。成本核算重点要做好以下五项工作：

第一，科学确定成本核算对象。将医院的科室划分为直接医疗类科室、医技类科室、医疗辅助类科室、管理类科室、科研教学类科室等不同类型科室的核算单元对象，建立健全医院全成本核算流程。

第二，合理确定费用分摊原则。采取一级公用费用分摊、二级管理成本分摊、三级医疗辅助成本分摊、四级医技科室成本分摊等四级分摊法，逐级逐项分摊到不同类型科室。

第三，建立成本核算相关制度。建立健全财产物资出入库制度、各种原始记录及收集整理制度、内部结算价格制度等相关制度。以保证归集、分配和计算各项费用数据的准确性，使医院管理变得严谨、扎实和准确。

第四，规范核算费用分摊方法。正确地归集和分配各种费用等，对各个独立核算实体整个核算过程进行监控。防止核算内容出现错报、漏报、虚报、瞒报，保证成本核算结果和会计核算结果一致，提高医院全成本核算的效率。

第五，定期进行效益分析评估。在分析中做到内容项目齐全、指标科学合理、标准清晰明确、方法简单准确、手段先进快捷，系统、全面和准确地反映医院、科室和单项医疗成本效益的实际情况。

全成本核算需要通过信息管理体系的建设和运用，客观反映医院各种成本产生与形成的过程，显示各科室成本来源与构成情况，不仅可使医院管理者掌握医院总体情况，也可以了解所有科室的成本状况，客观、公正地评价医疗服务的价值，实现成本核算数据与财务会计数据信息的一致性，将使医院财务管理上升到经济管理的高度，有利于从医疗成本发生的事前、事中、事后三个环节进行全方位的控制和管理，从根本上控制好、管理好医疗成本，有效地遏止不正常的医疗费用增长，为落实医院经营管理目标打下良好的基础。通过完善院科两级核算体系，实现医院经济核算和经济管理的统一，实行统一领导、统一管理，制定科室成本核算办法，建立考核指标、成本分析评价、成本信息反馈体系，对材料消耗、公务费等实行事前控制。对服务质量、科研成果、科技创新等进行考核量化，充分利用资本流动性特点，重视资本的支配和使用，降低成本提高劳动效率，以较小的经营风险获取较大的经营效益，为医院可持续发展创造有利的环境与条件。

六、医疗设备精细化管理

随着医疗技术的高新化和医疗需求的个性化，医疗设备在医疗、教学和科研工作中的作用越来越大，许多高新技术的应用离不开先进的医疗设备。医院的医疗设备管理存在盲目引进、重复购置、成本核算不到位、忽视技术培训等问题，加强医疗设备的综合管理，对医疗设备引进、使用等环节进行连续的动态跟踪管理，实现医疗设备的精细化管理，有利于现代医院创造最优的技术、经济、社会效益。

医疗设备的精细化管理，医院要明确相关人员的岗位职责，以及装备规划、立项的原则、程序等，并从医院总体发展、专科建设、人才引进、财务状况、设备性能等方面，建立医疗设备装备规划和立项制度及评审体系，对医疗设备管理工作中的重大决策、技术问题进行评价、咨询和宏观管理，坚持结合医院发展及学科建设的实际需要，考虑医疗设备资源配置：一是满足基本医疗需求，确保医疗工作正常开展；二是添置专科医疗设备，形成特色专科；三是引进高精尖医疗设备，提高医院整体档次，并遵循技术上先进、功能上适用、经济上合理等原则，做到每个医疗设备引进项目均建立项目论证小组，从技术上引进条件是否成熟，资金上是否允许，人员及场地准备上是否充足等方面进行充分论证，并由医疗设备管理机构进行审批，以避免盲目引进、重复购置导致设备闲置、使用率低的不良后果。

由于采供信息严重不对称，容易引发决策失误、资金超预算、合同缺陷甚至操作违规等风险。因此，必须实施医疗设备采购风险管理。一是采购阶段。医疗设备正式立项后，需要做好供应商的评审、采购方式的选择、采购物品的验收等工作，特别是从供应商的资质、信誉及服务情况、产品质量及价格等方面进行评审，对供应商的供货情况实施监控，实行动态管理，保持供货渠道的稳定性。着重实施医疗设备风险管理，以实现科学配置医疗设备减少闲置浪费的目标。在规避设备采购风险方面主要有两个办法进行规避。一是采用年限折旧法对医疗设备进行折旧管理，并作为科室的成本开支。建立起较完备的风险评估机制，有利于科室在购买设备时充分考虑其时效性，加强设备管理，分解和转移设备的采购风险。在设备采购过程中实行项目管理。凡价值超过一定价值的医疗设备采购，均实行项目管理，划分为项目准备、技术谈判、商务谈判、合同执行、交付使用和使用跟踪等六个阶段，对层层分解的采购流程实施层层负责，层层把关，以有效规避采购中的人为风险。二是设备安全质量管理。医疗设备应用安全与否，直接关系医疗质量。把医疗设备管理部门定位医院质量管理体系的重要环节，而不仅仅是在后勤保障方面的作用。建立以设备应用安全质量保证为核心的管理模式与评价体系，医疗设备的使用、保养和维修必须有专人负责，持证上岗操作，严格按规程操作，保证符合仪器使用的环境条件。大型医疗设备必须制定保养计划，并严格按计划做好日常的保养工作。医疗设备一经出现故障，应及时组织工程技术人员进行检修，院内力量不能解决的故障，要及时通知生产厂家来人维修。医疗设备的使用、保养和维修情况应及时登记，以备作为医疗设备效益分析及日后报废的依据。三是医疗设备的效益分析。分析评价在使用医疗设备的状况，提高使用率，指导医院的医疗设备装备规划和立项，为医院添置同类医疗设备提供论证依据。医疗设备产生的效益可分为两类：一为社会效益，二为经济效益。对于不能单独收费或使用频率太低、但又必备的医疗设备，难以对其进行经济效益分析，主要从诊治人次数、诊疗工作的影响程度、科研教学、业绩等方面进行社会效益分析。而一些有收费项目的医疗设备，尤其是大型医疗设备，除了进行社会效益分析外，应重点进行经济效益分析。最常用的分析方法有两种，第一种是投资回收期法，即根据收回医疗设备投资成本所需要的时间来进行的经济效益分析方法，投资回收期越短的医疗设备，其经济效益越好；第二种是投资收益率法，指该医疗设备每年获得的净收入与投资总额的比率，投资收益率越高，其经济效益越好。从医疗设备购置开始到使用中的每一个环节进行效益分析，既要遵守国家政策，让医疗设备发挥最大效益，又能满足社会效益的需求，维护病人的利益。

七、卫生耗材精细化管理

随着越来越多新设备在临床治疗中的推广和普及，医用耗材使用的品种和数量逐渐增多，给医院成本控制带来相当大的难度。医院耗材管理还存在各种问题，制约着医院耗材精细化管理的发展。比如医院管理观念过于落后、管理方法陈旧、管理制度不够完善等等的问题。一些管理人员在工作过程中还有私人感情，无视医院管理制度，观念过于落后。大部分医院仍旧沿用以往传统的管理形式，管理办法过于单一化、教条化，导致医院管理秩序混乱，管理效益难以提高。缺乏完善的管理制度，在耗材购买方面没有明确的规划和目标，导致耗材流向和使用混乱。

随着医疗耗材使用数量和种类的不断增多，管理难度也逐渐增加，耗材精细化管理应制定明确的管理目标和完善的管理制度，并贯彻落实到具体环节中。对管理工作流程和操作进行规范化管理，提高医院管理效益。主要措施有转变管理理念、加强耗材管理控制以及信息化管理等等。管理人员应明确管理内容及目标，定期举办耗材精细化管理相关培训。尽量采取更多的形式和手段，大力加强耗材精细化管理宣传教育，营造一个良好的耗材精细化管理氛围，以提高管理人员管理积极性和责任心，从而保证耗材精细化管理工作有条不紊地开展。在采购阶段，管理人员应事先对需采购的耗材数量、价格、名称进行详细整理，并与相关部门进行反复的确认核对、申报，应注意耗材的性价比，尽量选择适合于设备要求的经济适用的耗材，以降低病人的治疗成本和提高医疗设备的使用寿命。对于常规耗材要引入"零库存"管理，建立快速供货网络，既减少库存闲置或浪费，又确保临床医疗的需求。对于贵重耗材可采取特殊记录制度，以杜绝漏记账等损失，节约医院流动资金。应在耗材精细化管理中充分应用信息化管理系统，将纸质档案管理数据转换为电子档案，以提高档案数据的准确度，提升管理效率。

八、医院人事与分配精细化管理

人事和分配制度改革既面临医疗管理体制上的调整，又要解决内部结构调整上的矛盾，对医院能否建立有责任、有激励、有约束、有竞争、有活力的运行机制起着关键性的作用，直接影响到医院现代化的建设和发展。医院人事和分配制度的改革，其核心是要建立一种能上能下、能进能出的用人机制和体现劳动、技术、成果、管理参与分配的分配机制。这种机制一方面要通过行政手段用相应完善的规章制度来促进建立，另一方面要通过有效的经济手段来促进建设，形成一种良性循环。

人事制度改革必须与分配制度改革同步进行。分配制度改革是人事制度改革的重要保障，没有分配制度改革的人事制度改革不能持久。深化医院人事和分配制度改革要做到"三打破""三建立"，以增强医务人员的危机感、责任感，达到提高效率、减员增效的预期效果。打破用人制度上的"铁饭碗"，建立人员能上能下、能进能出的合理流动机制，明确树立以社会医疗需求为导向的经营管理理念，对医院行政科室和临床医技科室的设置进行调整，确定岗位的职位、职称结构比例，明确岗位职责、任务、工作目标及工作考核标准，因需设岗，以岗定编，公开公正地对各类人员聘任考核实施监督。按优胜劣汰的原则，精简行政后勤编制，大力支持发展医疗技术水平高、社会效益好、有发展前景的临床医技科室，对多年无起色、效益低下的临床医技科室采取合并甚至撤销等措施。

建立聘用合同制，设置转岗分流制和下岗制，实行双向选择，竞争上岗，严格考核，聘约管理。实施院科两级、分类考核制度，考核内容包括德、能、勤、绩。建立医院内部人才服务中心，实行人事代理制，使单一的人事管理制度向人才社会化、市场化配置转变。转变内部管理模式，实现医院内外人员的合理流动，保障医院减员增效后出现的转岗分流人员畅通分流。

医院分配制度改革是要逐步建立起既能充分利用现有的有限的卫生资源，又能更多更好地为病人和社会的发展服务，又不增加病人和社会的经济负担，既能提高工作效率、又能兼顾经济收益的分配模式。实行岗位效能工资制，把岗位职责和工作效率等列入分配内容的范畴，使不同的身价、不同的职务均以现聘岗位确定工资档次，即什么岗位享受什么工资待遇。对构成现行工资部分的活工资和部分津贴也分成不同的岗位档次，起到干与不干不一样的奖惩调节作用。要将劳动、管理、技术、责任等生产要素纳入奖金分配方案，以体现不同生产力要素不同的效益和贡献。并按照向临床一线、专家、学科带头人、业务骨干倾斜的原则，实行业务人员和行政后勤人员两条线分配制度。分别制定行政职务、技术职务、工作岗位的系数，使奖金分配差距拉大，增强奖金分配的激励作用。打破职务、职称终身制，建立评聘分开的管理模式。医院不仅需要拥有广泛知识、丰富经验、基本功扎实、有商业头脑的人才，更需要一批高素质的、有创造能力的、善于创新知识并付诸新的应用途径的人才，即具有驾驶知识的出众能力的人才。为此，医院要从建立健全竞争机制、激励机制、制约机制等方面构建一种全新的人才理念和全新的管理模式，促进改变用人的终身概念即一次分配定终身、一次评审定待遇的用人局面。建立良性循环的用人机制，体现责、权、利相结合和优胜劣汰的原则，推行竞争上岗、评聘分开制度，建立单位自主用人、职工自主择业的新机制，努力营造一种让人才施展聪明才智的氛围，激励各类人才不断创造性地解决新问题，并使之实现自身价值的同时得到应有的报偿。

推行科主任负责制、职务竞选聘任制，明确要求科主任树立竞争意识、机遇意识、发展意识、人才意识、管理意识等，明确规定科主任拥有科室行政管理权、业务管理权、人事管理权、经济管理权、医德医风与精神文明建设领导权等权利，使科主任在医院的宏观调控下独立自主、积极主动、创造性地开展工作，在学科建设尤其专业发展上做到有目标、有计划、有措施，并落实到专人。院科两级领导要尽可能做到把更多的精力和时间放到人才建设和人才资源开发上来，确保医院现代化建设拥有永恒的动力和活力。

第四节 医院精细化运营管理存在的问题

目前很多医院开始重视精细化运营管理，但是，在精细化管理上仍然存在诸多问题，需要理清问题后进行下一步的措施。主要的问题有下几方面如。

一、全成本核算不完整

为了计算奖金而归集的收入和支出不是各科室实际的收入和支出，计算出来的结果不能正确反映各科室的贡献。绩效考核对收支核算口径进行规定，收入剔除了药品费的大部分和其他费用；而支出仅仅包括人员工资、加班费、夜餐费、差旅费、材料费、设备费、被服折旧、家具折旧、电费、水费、电话费等项目等，不能涵盖医疗科室的全部支出项目。有的医院水费、被服折旧、家具折旧的数额不是实际发生数，而是沿用历史数据。非医疗科室发生的支出完全未分摊到医疗科室，无法与收入配比形成因果联系。成功的分配体系，应当促使科室对本科室收入和支出极度敏感，并且能够积极采取措施控制收支。但目前医院大部分科室对此并不敏感。非医疗科室因为没有硬性的支出定额控制，对自己科室的支出毫不关心，缺少什么、买（领用）多少完全没有计划，随意性极大，无形中造成了资源的浪费；医疗科室虽然知道应当增收节支，但往往也找不到着力点，既没有即时的数据可判断，也无工具对数据进行分析总结和说明。对于科室正在开展的项目，每开展一次实际利润为多少，哪些项目赚钱，哪些项目在亏本，如果不专门花时间人力去查，没有人能掌握数据。而科室领用的材料，来源何方、去向何处、现存多少，也多数只有一个模糊的概念，无法做到心中有数。因此，如果不进行全成本核算，则医院的精细化管理根本无法落到实处，只能是空中楼阁。

二、绩效管理不科学

很多医院的绩效管理不合理，无法通过绩效管理来引导医院增收节支，或转向科学的管理方面。医院绩效无法实现对管理干部领导行为的激励和引导，或者绩效考核科室与员工或者没有拉开差距，或因为差距太大造成较大的矛盾。绩效管理没能化解矛盾，还可能扩大矛盾。医院绩效管理需要突出制定的绩效指标没有针对性，可操作性不强，使得绩效管理工作无法对医院有推动作用。

三、物流管理不完善

不少医院的物资管理尚处于极其原始的状态。比如，物资采购及管理无序化。全院性、分科室的采购计划基本是习惯性或应急性采购，无人能做到事前对采购金额、采购数量心中有数。下订单、入库、出库、盘点没有全过程记录，无法通过系统表现为连续的流程，达不到控制的作用。又如二级库管理不完善，三级库管理完全缺失。医院对物资来到科室之后的去向、库存的管理没有做过相应规定，有计划的科室可能会派专人予以记录和管理；没有计划的科室则什么也不做，领来之后放着，需要的人自己去拿，究竟是如何用完的，有多少用于医疗服务和办公，没有人知道，也没有人关心，反正没有了就再到物流料领。材料的消耗管理在这里变成了一片空白，做不到实耗实销。又如，高值耗材管理的缺失。高值耗材主要是和人体介入相关的贵重材料，这些材料的使用将直接影响人体的生命安全。又如，供应商的资质准入管理存在着漏洞、无库存预警、无保质期预警、难以保障物资的及时供应和质量。所以说，精细化管理需要堵住以上各种管理的漏洞。

四、存在"信息孤岛"的问题

随着医院信息化的发展，医院的信息系统各个部门均有所有不同，系统的多样性，导致数据字典和统计口径不一致，致使数据不统一，难以实现交互分析，从而出现"信息孤岛"的现象，从不同部门获取的数据缺乏准确性和一致性，运营部门无法提供有效的决策数据。运营分析的模板基本没有建立，致使不同的人、不同的部门面对同样的数据，却分析出不同的结果。医院多个院区的管理系统不同，无法实现分别核算、统一管理。现有的软件只能进行分别核算与管理，统一是个难题。所以，如何统一数据字典和统计口径，实现各环节的数据自动采集，确保数据的准确和一致，是精细化管理首要考虑的问题。同时建立运营管理数据平台，整合多院区的数据，将医院会计、成本、预算、绩效、物资、固定资产等运营管理系统的数据整合到一个数据平台，实现数据的集中查询和交互分析，为医院统一管理决策提供有效准确的数据依据。

总而言之，大部分医院目前在精细化管理上还存在着不少问题，成本管理、物流管理和预算管理处于初级阶段，这些与医院的规模和发展速度很不适应，医院必须结合实际需要，引进一套科学完善的医院精细化管理做法。

第五节 医院运营精细化管理的途径

明确了医院运营精细化管理的定义和意义，确定医院运营精细化管理的内容之后，下一步就是需要了解实施医院运营精细化的思路和具体步骤。一般来讲，医院运营精细化可以按以下的思路和步骤进行。

一、培养员工的精细化观念和意识

医院运营精细化管理是新思路新思想，如何将这种新的管理思想充分贯彻到各个环节是医院需要考虑的首要问题。大部分的医院员工对医院实施精细化管理的动因和目标只了解一点或完全不了解者。因此，需要医院高层管理者在医院内部营造一种氛围，从注重培养员工的精细化观念和意识入手，积极主动采取各种形式，向员工广泛宣传灌输精细化管理的深刻内涵和重要意义，全面把握和领会"精细化管理"的灵魂和意义，将精细化理念植根于员工的脑海。由被动变为主动，有效推动精细化管理的实施。

二、做好医院的基础工作

基础管理是医院发展最基本的条件，是不可逾越的阶段，是实施精细化管理的必要基础和前提。系统梳理管理流程，寻找漏洞和缺陷，使医院各项管理活动有制度、有记录、有流程、有标准、有监督、有控制，使医院管理基础工作走向规范化和系统化，为精细化管理的成功实施奠定坚实的基础。

三、运用信息系统，支撑精细化管理

信息化建设已成为医院精细化管理的基础，甚至已经刻不容缓的程度。而精细化管理的成功实施依赖于大量的数据信息，要求管理者灵活运用现有的信息化系统，从系统中及时采集数据来掌握情况。整合与优化信息系统，逐步实现由分专业的多个独立系统向少而精的综合支撑系统过渡。当前的信息系统过于繁多，同时普遍存在着管理和运用的"两层皮"，既不利于医院管理层面的学习与掌握，也不利于数据的采集与维护。信息系统是以支撑医院正常的运转为目的，只有不断完善和运用信息系统才能获取更多有价值的信息，进而更好地服务于医院的发展。

四、医院的分析和预测需要更加精细化

精细化的经营分析和预测是决策的前提和依据。不少医院的数据分析方法不到位，分析工具不成系统。运营分析应是对医院的运营状况进行全面系统地分析和诊断，而不能只停留在简单的客户、市场、财务等层面。应对运营状况、财务状况、网络资源配置、人力资源管理进行综合分析，分析它们之间的因果关系。这就要求建立科学、系统的分析方法，完善分析工具。

五、建立完善全面预算管理体系

全面预算管理是实施精细化管理的重要基础，已经成为连接战略管理与绩效管理以及落实精细管理的重要牵引环节，并逐渐从成本目标控制手段向财务绩效评价工具和企业战略执行平台演进。在全面预算管理过程中，预算编制是一个非常重要的基础环节，如果预算编制质量不高，全面预算管理的作用和功能就会大打折扣。

六、重视执行成本，强调效率

财务成本管理的精细化要慎重考虑执行的成本和效率。在推行"精细化"管理的实践中，出现了不少因过分追求精细化而伤害运营效率的问题。就像前文所说的精细化之争，过分拘泥于步骤和程序的细分、到位，意味着医院要为此付出大量的成本，包括时间、人力和物力，以及对市场变化的反应速度。制度建设是财务成本管理向精细化推进的奠基石。但越规范、细致的制度，其执行成本越高。财务成本管理工作需要规范的管理制度来夯实基础，但在拓展工作领域、与其他部门合作的过程中，需要充分考虑制度执行的成本，避免掉入烦琐冗杂的流程处理中。财务成本管理的精细化需要在"大财务"战略下破除部门之间的壁垒，拓展职能范围，为运营管理活动提供精细化的信息，以信息化手段推进精细化管理，同时兼顾成本效益原则。

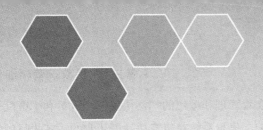

第四章 全面预算

第一节 政策背景及意义

一、医院预算的含义

《医院财务制度》第八条规定：预算是指医院按照国家有关规定，根据事业发展计划和目标编制的年度财务收支计划。

医院预算由收入预算和支出预算组成。医院所有收支应全部纳入预算管理。

（一）预算的概念

医院预算是指医院按照国家有关规定，根据事业发展计划和目标编制的年度财务收支计划。医院预算是对预算年度内医院财务收支规模、结构和资金渠道所作的预计，是预算年度内医院各项事业发展计划和工作任务在财务收支上的具体反映，是医院财务活动的基本依据，是保证财务收支活动有计划、有步骤进行的基础和前提，是实现财务管理目标的重要手段和依据。医院实行全面预算管理，有利于贯彻执行国家医疗卫生政策；有利于保证收支平衡，防范财务危机；有利于强化政府监管，改进和完善财务管理；有利于强化财务分析，便于绩效考核。

医院应加强预算管理，规范预算编制、审批、执行、调整、考核与评价，增强经济管理能力，提高运行效率。医院应维护预算的严肃性，规范预算编制及调整，加强预算收入与预算支出管理，严格预算执行与考核。医院应严格执行已批复预算，不得随意调整预算支出用途，避免预算编制与执行"两张皮"的情况。未经批准医院不得调整预算，医院不得做出任何使原批准的收支平衡的预算的总支出超过总收入或使原批准的预算中举借债务数额增加等决定。

（二）预算的内容

医院预算按公历年度编制财务收支预算，不得延长或缩短预算编制期。将所有收支全部纳入预算管理，体现了预算的完整性。医院预算包括收入预算和支出预算：收入预算包括医疗收入、财政补助收入、科教项目收入和其他收入；支出预算包括医疗支出、财政项目补助支出、科教项目支出、管理费用和其他支出。收入预算与支出预算是一个有机的预算整体，互为条件，互相依存。要准确、科学、合理测定收支，不得人为高估或压减。不得编制无依据、无标准、无明细项目的预算。

二、预算管理

（一）预算管理办法

《医院财务制度》第九条规定：国家对医院实行"核定收支、定项补助、超支不补、结余按规定使用"的预算管理办法。

地方可结合本地实际，对有条件的医院开展"核定收支、以收抵支、超收上缴、差额补助、奖惩分明"等多种管理办法的试点。定项补助的具体项目和标准，由财政部门会同主管部门（或举办单位），根据政府卫生投入政策的有关规定确定。

新制度改革了政府对医院的预算管理办法，根据目前医院资金来源的实际情况和医改方案提出的改革方向，提出了按照项目分别核定政府补助的预算管理办法，取消了"定额补助"的规定。同时，为体现医院的公益性，强化医院预算管理，提出结余按规定使用的预算管理要求。政府通过对医院收支的核定、成本及结余的控制，合理确定医疗服务价格，明确划分各方责任与权利，体现医院的公益性特征。

对于预算管理办法的内涵，要注意把握好以下几点：

1. 核定收支

卫生主管部门和财政部门根据医院的特点、事业发展计划、工作任务、财务状况以及财政补助政策，对医院编报的全年收入和支出预算予以核定。核定收支是国家对医院实行预算管理的基础环节，目的是根据医院职能定位和工作任务，合理确定其收支规模，为开展预算管理和核定政府补助提供依据。在核定经常性收入方面，医疗收入可根据核定的医疗服务任务及前几年医疗服务平均收入情况，并综合考虑影响医疗收入的特殊因素核定。在核定经常性支出方面，可以按人员、业务经费分项定额核定。即：人员经费按定员定额的方式核定；业务经费根据核定的医疗服务和公共卫生服务任务的数量、质量和成本定额等综合核定。也可以根据核定的医疗服务和公共卫生服务任务的数量、质量及单位综合服务成本，综合考虑以前年度支出水平和有关特殊因素，核定医疗服务和公共卫生服务支出预算额度。药品收入和支出可根据药品采购价格和合理用药数量以及加成因素等核定。其他收入和支出可根据以前年度水平并扣除不合理因素核定。

2. 定项补助

根据区域卫生规划、群众卫生服务需求、收支状况、财政保障能力等情况，按照一定标准对医院的某些支出项目给予财政补助。定项补助主要用于医院基建、设备购置等方面。补助项目的确定，必须根据医院长远或阶段性工作任务和工作计划，突出工作重点，并有利于加强政府宏观管理、落实区域卫生规划。项目应当目标明确、内容具体，有相应的管理实施办法。根据政府卫生投入政策的要求，政府举办的医院的基本建设和设备购置等发展建设支出，经国家发展和改革委员会等有关部门批准和专家论证后，建立政府专项补助资金项目库，所需资金由政府根据轻重缓急和承受能力逐年安排。政府对包括医院在内的各类医院承担的公共卫生任务，按政府卫生投入政策确定的标准给予专项补助。应确保政府指定的紧急救治、援外、支农、支边等公共服务经费。医院重点学科建设项目，由政府安排专项资金予以支持。对于中医院（民族医院）、传染病院、精神病院、职业病防治院、妇产医院、儿童医院，在安排投入时应予以倾斜。医院的政策性亏损，按规定动用事业基金弥补后仍有差额的，由同级政府核定补助。政府举办的医院的离退休人员符合国家规定的离退休费用，在事业单位养老保险制度改革前，由同级财政根据国家有关规定核定补助，事业单位养老保险制度改革后，按相关规定执行。

3. 超支不补

医院的收支预算经财政部门和卫生主管部门核定后，必须按照预算执行，采取措施增收节支。除特殊原因外，对超支部分，财政部门和卫生主管部门不再追加补助。这既是维护预算严肃性的必然要求，也是督促医院加强成本管理、合理控制费用的客观需要。医院应加强收支管理，原则上应以财政部门和卫生主管部门核定的收入和支出计划为准，努力增收节支。对于不合理的超支，财政和主管部门不再追加补助，还应追究相关责任人的责任。同时，增收节支数字要真实，不得弄虚作假，更不应因"超支不补"就压缩工作任务，不能把正常的业务支出压缩下来当作结余，避免因为经费保障不到位影响医疗安全和服务质量。

4. 结余按规定使用

增收节支形成的结余应按国家规定区别使用。具体来说，一是专项补助结余应按规定用途使用；二是执行"超收上缴"的医院应按规定将超收部分上缴财政，用于支持本地区卫生事业发展；三是除有限定用途的结余及超收上缴部分外，结余的其他部分可留归医院，按国家有关规定用于事业发展，不得随意调整用途。

上述预算管理办法符合医院自身特点，有利于政府加强对医院的预算管理，体现了医院的公益性特征。

地方可结合本地实际，对有条件的医院开展"核定收支、以收抵支、超收上缴、差额补助、奖惩分明"等多种管理办法的试点。为体现医院的公益性质，有条件的地方，可要求医院将超收部分上缴财政，由同级财政部门会同主管部门统筹专项用于本地区卫生事业发展和绩效考核奖励。这样做，一是可以拓宽医疗卫生事业发展资金渠道，提高资金使用效益；二是可以督促医院合理控制收支规模，避免趋利倾向，更好地服务于群众健康。医院应当提高服务效率，积极组织收入，控制医药费用，将整体收入和支出控制在合理的范围以内，避免收不抵支或结余过多。

（二）预算管理要求

《医院财务制度》第十条规定：医院要实行全面预算管理，建立健全预算管理制度，包括预算编制、审批、执行、调整、决算、分析和考核等制度。

预算管理要求内涵：全面预算管理要求内容全面、过程完整、主体齐全。主要体现在：一是预算管理内容要全面。明确医院要将全部的收入支出纳入预算管理，并将收支预算落实到医院内部各部门，全面反映整体的收支活动情况，不能仅反映部分收支情况。二是预算管理过程要完整。

医院应建立健全预算管理制度，对预算编制、审批、执行、调整、决算、分析和考核实施的全过程进行有效监管，发挥预算管理在医院经济运行中的主导作用。三是预算管理主体要齐全。医院全面预算管理需要医院自身、主管部门以及财政部门共同参与，各负其责，形成管理合力。

（三）预算的内部控制

1. 预算控制的概念

预算控制有广义与狭义之分。广义的预算控制是指通过对预算的编制、审批、执行、调整、分析、考核等环节，实施事前、事中、事后全过程的控制；狭义的预算控制则是指利用预算对经济活动过程进行的控制，也可以称事中控制。

2. 预算控制的目的和意义

预算控制是单位内部财务会计控制的一种主要方法。因此，建立健全医院预算控制制度，保证预算编制程序规范、审批程序合法、预算执行合规、预算调整有据、预算考核与评价奖惩分明，并将全部经济活动纳入预算控制体系，对于加强财务管理、提高社会效益和经济效益，保障投资决策管理的科学性与支出的高效性，促进医疗卫生事业的快速发展，具有十分重大的意义。

3. 预算控制范围

预算控制的范围要涵盖预算的编制、审批、执行、调整、分析、考核等全过程。

医院的预算控制工作是一个复杂的系统工程，是内部控制的一个重要方面，也是医院成本控制的一个重要手段，涉及医院各部门及全部经济活动。

4. 预算控制要点

医院预算控制的要点主要包括预算编制控制、预算审批程序控制、预算执行过程控制、预算调整控制、预算分析与考核评价控制。在每一个控制环节中，都要认真建立健全预算控制制度，落实控制和监督的责任制。

5. 预算控制方法

医院的预算控制，要按照要求，运用不相容职务相互分离、建立健全岗位责任制、授权批准、审计监督、内部报告等控制方法，对预算编制、审批、执行、调整、分析、考核与评价等方法进行控制。

第二节 全面预算管理体系建立

一、编制医院预算的准备工作

《医院财务制度》第十一条规定：医院应按照国家有关预算编制的规定，对以前年度预算执行情况进行全面分析，根据年度事业发展计划以及预算年度收入的增减因素，测算编制收入预算；根据业务活动需要和可能，编制支出预算，包括基本支出预算和项目支出预算。编制收支预算必须坚持以收定支、收支平衡、统筹兼顾、保证重点的原则。不得编制赤字预算。

编制预算是预算管理基础环节。为保证预算编制的科学、合理，必须先做好各项准备工作。

（一）确定预算基础

事业发展计划是编制预算的基础，上年预算执行情况是编制预算的参考。预算编制要坚持量入为出，收支平衡，与事业发展计划相衔接。通过分析，掌握上年财务收支和业务规律及有关资料的变化情况，总结经验，预测预算年度的收支增减趋势，为编制新年度预算奠定基础。

（二）核实基本数字

核实基本数字是提高预算编制质量的前提。要核实在职和离退休职工人数，门急诊人次，床位编制和实有病床数，预算年度政策性增支因素的标准或定额等基本数据，并分析医院财务指标增减变动情况，合理确定财务指标及预计区间，使预算编制建立在可靠的基础上。

（三）正确测算各种因素对医院收支的影响

一是分析测算预算年度内国家有关政策对医院收支的影响，如医疗保险制度改革、实施区域卫生规划、收费项目和收费标准调整对收入的影响，增加工资津补贴对支出的影响等。二是分析事业发展计划对医院收支的要求，如新增病床、新进大型医疗设备和计划进行的大型修缮等对资金的需求和对收入的影响等。三是分析非经常性收支对医院总体收支的影响，医院不得将以前年度偶然发生的、非正常收支作为编制当年预算的依据。

（四）熟悉预算编制要求

医院应准确掌握财政部门和主管部门有关编制医院收支预算的要求，熟悉新的预算科目及其内涵，熟悉预算表格的内在联系。财政部门和主管部门根据国家有关政策和预算管理需要，会相应调整预算编制要求及预算科目、预算表格。医院编制预算，应及时了解和准确掌握相关要求，为编制预算打好基础。

二、预算编制的原则

（一）收支统管原则

是指医院应将各项收入、支出全部纳入医院预算，实行统一核算，统一管理，不得在单位预算之外另行设立收支项目。

（二）以收定支原则

是指医院支出应当有可靠的收入来源和规模作保证，医院编制收入预算，安排相应的支出，不得安排无收入来源或超出收入规模的支出。

（三）收支平衡原则

指在一定时期内医院预算收入与预算支出之间应实现等量关系，收入和支出相等或略有结余。

（四）统筹兼顾、保证重点原则

医院承担着基本医疗和部分公共卫生服务职责，在安排支出预算时，既要考虑到各个方面，不能顾此失彼，又要对重点工作予以保障。

三、编制预算的方法

医院应改革传统的"基数加增长"的预算编制方法，采取零基预算法编制年度预算。要在科学测算预算年度内各项工作对医院收支影响程度的基础上，确定每项工作可能给医院提供的收入或需要安排的支出数量，而不是仅仅审核修改上年预算或仅审定新增部分。

（一）收入预算编制

1. 医疗收入

门诊收入应以计划门诊人次和预计门诊平均收费水平计算，住院收入应以计划病床占用日数和预计平均床日收费水平计算，其他医疗收入应区分不同的服务项目，确定不同的定额，分别计算。

2. 财政补助收入

应根据财政部门核定的基本经费补助定额和项目补助数编列。

3. 科教项目收入

应根据科教项目开展情况及财政部门外的其他部门或单位预计补助情况予以填列。

4. 其他收入

可根据具体收入项目的不同内容和有关业务计划分别采取不同的计算方法，逐项计算后汇总编制。也可以参照以前年度此项收入的实际完成情况，合理测算预算年度影响此项收入的增减因素和影响程度后，预计填列。

（二）支出预算编制

医院的支出预算包括医疗支出、财政项目补助支出、科教项目支出、管理费用和其他支出。医院支出预算的编制应本着既要保证医疗业务正常运行，又要合理节约的精神，以预算年度事业发展计划、工作任务、人员编制、开支定额和标准、物价因素等为基本依据。

1. 医疗支出

对人员经费支出部分应根据医疗业务科室预算年度平均职工人数，上年末平均工资水平，国家有关调整工资及工资性补贴的政策规定、标准，职工福利费的提取标准、提取额度，计划开支的按规定属于职工福利费范围的增支因素等计算编列；耗用的药品及卫生材料支出可根据预算年度医疗收入相关部分与药品成本及相应加成率等计算编列；计提的固定资产折旧可根据上年末固定资产总额与预算年度增减的固定资产，采用相应的折旧方法计算编列；无形资产摊销可根据相应的无形资产摊销政策，计算预算年度无形资产摊销额编列；提取医疗风险基金可根据本年医疗收入预算乘以相应的提取比例计算编列；其他部分可在上年度实际开支的基础上，根据预算年度业务工作量计划合理计算编列。

2. 财政项目补助支出

按照具体项目预算实事求是地编列。政府举办的医院的基本建设和设备购置等发展建设支出，经国家发展和改革委员会等有关部门批准和专家论证后，建立政府专项补助资金项目库，所需资金由政府根据轻重缓急和承受能力逐年安排。医院重点学科建设项目，由政府安排专项资金予以支持。

3. 科教项目支出

按照科研课题申报的具体项目编列。

4. 管理费用

对医院行政管理部门、后勤部门的人员经费和耗用的材料支出、计提的固定资产折旧、无形资产费用以及其他各类杂项开支，可参照医疗支出相应项目计算编列。其中，医院统一管理的离退休经费，按照预算年度离退休人员数和国家规定的离退休经费开支标准计算编列。

5. 其他支出

可参考上年度实际开支情况，考虑预算年度内可能发生的相关因素预计编列。

四、预算审核

《医院财务制度》第十二条规定：医院预算应当经医院决策机构审议通过后上报主管部门（或举办单位）。

为加强预算管理，本条着重强调医院、主管部门或主办单位及财政部门在预算编制审核中的职责。

在本条中进一步明确主管部门或举办单位、财政部门在核定收支方面的职责，主管部门（或举办单位）根据行业发展规划，对医院预算的合法性、真实性、完整性、科学性、稳妥性等进行认真审核、汇总并综合平衡。财政部门根据宏观经济政策和预算管理有关要求，对主管部门（或举办单位）上报的医院预算按照法定程序进行审核批复。

五、预算执行和调整

《医院财务制度》第十三条规定：医院要严格执行批复的预算。经批复的预算是控制医院日常业务、经济活动的依据和衡量其合理性的标准，医院要严格执行，并将预算逐级分解，落实到具体的责任单位或责任人。医院在预算执行过程中应定期将执行情况与预算进行对比分析，及时发现偏差、查找原因，采取必要措施，以保证预算整体目标的顺利完成。

（一）预算执行

1. 严格预算执行，强化预算约束

预算执行贯穿于整个预算年度始终，是预算管理的核心和关键环节，具有十分重要的意义。如果不严格执行预算，编制的预算就没有任何意义，医院收支活动就带有盲目性，就会影响医院的平稳发展。《医院财务制度》规定，在预算执行过程中，医院要严格执行批复的预算，并将预算逐级分解，落实到具体的责任单位或责任人。

2. 建立预算分析制度

医院应定期对预算的执行情况进行分析、检查。检查主要内容为：一是收入是否与预算相符，若实际收入少于预算时，要及时分析原因；二是对实际支出情况进行分析、对比，要注意与上年预算执行情况进行对比，根据支出的实际状况，合理预测全年支出数额。若出现支出大幅度增长或下降等不正常情况时，要及时查找原因，采取有效措施加以控制，确保全年收支平衡。

（二）预算调整

《医院财务制度》第十四条规定：医院应按照规定调整预算。财政部门核定的财政补助等资金预算及其他项目预算执行中一般不予调整。当因客观因素变化较大使事业发展计划有较大调整，或者根据国家有关政策需要增加或者减少支出等，对医院收支影响较大时，医院应当按照规定程序提出调整预算建议，经主管部门（或举办单位）审核后报财政部门按规定程序调整预算。

收入预算调整后，相应调增或调减支出预算。

1.预算调整的前提

预算是一种事前的计划，经财政部门和主管部门批准的医院预算一般不予调整。但是，在预算执行的过程中，可能会对客观情况预计不足。即使预算编制在当时是科学、合理的，但遇到特殊情况，会使预算与实际需要不符，这样批准的预算就不再平衡，需要在预算执行中对预算进行调整。

预算调整的前提是预算执行过程中，出现了编制年初预算时未预见的特殊情况，如国家实施重大政策措施和国家财政收支情况发生变化，事业计划和收支标准调整，或者发生其他特殊情况，对经财政部门和主管部门批准的收支预算发生较大影响时，医院可按规定程序进行调整。除此之外，一般不予调整。

2.预算调整方案的编报

预算调整方案由医院编制，经主管部门审核后，报送同级财政部门核准。但需注意的是，调整后的预算仍要保持收支平衡。

六、预算报告

预算报告应包括两部分内容：一部分是反映预算年度详细预算的报表，另一部分是对预算编制情况的文字说明。

预算报表应按照财政部门和上级主管部门的要求及本单位的实际情况填列具体内容。预算编制的文字部分应重点对编制依据及预算年度重大的经济事项加以说明。

七、决算报告

《医院财务制度》第十五条规定：年度终了，医院应按照财政部门决算编制要求，真实、完整、准确、及时编制决算。应结合预算执行结果，编制决算报告。

医院年度决算由主管部门（或举办单位）汇总报财政部门审核批复。对财政部门批复调整的事项，医院应及时调整相关数据。

本条内容主要是明确规范了决算编制的要求及程序。医院应按照财政部门决算编制要求编制决算，必须做到数字真实、计算准确、手续完备、内容完整、报送及时。医院要根据有关规定按时完成年度决算编制，然后上报主管部门（或举办单位），审核无误后由主管部门（或举办单位）

汇总报财政部门审核批复。对财政部门批复调整的事项，医院及时调整相关数据。

第三节 预算绩效考核

《医院财务制度》第十六条规定：医院要加强预算执行结果的分析和考核，并将预算执行结果、成本控制目标实现情况和业务工作效率等一并作为内部业务综合考核的重要内容，逐步建立与年终评比、内部收入分配挂钩机制。

主管部门（或举办单位）应会同财政部门制定绩效考核办法，对医院预算执行、成本控制以及业务工作等情况进行综合考核评价，并将结果作为对医院决策和管理层进行综合考核、实行奖惩的重要依据。

一、预算分析与考核的作用

预算的分析和考核，就是要把预算执行情况、预算执行结果、成本控制目标实现情况和业务工作效率等与责任人和员工利益挂钩，奖惩分明，从而使员工与医院形成责、权、利相统一的责任共同体，最大限度地调动每个员工的积极性和创造性。预算分析和考核是确保年度预算和事业发展计划按时完成的重要因素，是对预算编制、审批、执行、调整等各个管理环节工作的检验，是总结管理经验和落实奖惩措施的基本依据。没有分析与考核，预算工作效果无法评价，预算管理就会失去意义。

二、预算分析的实施

医院决策和管理层应定期召开预算执行分析会议，认真听取财务部门的预算分析报告。医院财务部门应定期向医院决策和管理层报告预算执行情况，分析的重点是收支计划完成情况、基本建设项目、大型设备购建、重点学科建设、人才培养等方面预算的执行情况。

对未完成预算的项目，要从政策变化、环境和条件因素、决策评价、责任人履行职责、管理是否到位等多方面进行分析、研究，提出相应的解决办法，纠正预算编制和执行中的偏差。

三、绩效考核的实施

为加强对医院管理过程的有效控制，完善服务功能，充分调动医务人员积极性，提高服务质量和工作效率，体现医院的公益性质，主管部门（或举办单位）应会同财政部门制定绩效考核办法，依据绩效考核指标体系，运用科学适宜的方法，组织对医院预算执行、成本控制以及业务工作等情况进行客观、公正的综合考核评估，并将结果作为对医院决策和管理层进行综合考核、实行奖惩的重要依据。充分发挥考核作用，根据结果，奖励先进，调动机构和医务人员积极性，促进机构持续改进，提高质量与效果，保证群众受益。

绩效考核包括两个层次：

第一个层次是主管部门和财政部门对医院的外部考核。主管部门应会同财政部门对医院预算执行、成本控制以及业务工作等情况进行综合考核评价。考核评价结果是对医院决策和管理层进行综合考核、实行奖惩的重要依据。

第二个层次是医院对相关部门、科室或岗位人员的内部考核。医院要定期对预算编制、执行、调整、监督等各个环节进行综合分析和考核，找出预算管理工作中存在的问题，提出改进措施，落实奖惩制度。医院应改革管理体制和运行机制，加强内部绩效考核，完善收入分配制度，体现多劳多得，优劳优得，贯彻执行以服务质量和数量为核心、以岗位责任与绩效为基础的管理理念。

年度终了，由医院或由主管部门会同财政部门组织实施绩效考核，成立绩效考核工作小组，具体负责绩效考核的组织、指导、评价、鉴定、奖惩等各项工作。考核内容要全面、准确、客观、公开；考核的形式应采取实地考核与查阅资料相结合、内查与外调相结合等。

绩效考核首先必须建立制度，制定科学规范的绩效考核办法。主要内容应包括考核的原则、程序、方法、定量指标考核体系、定性指标考核体系等内容，既要全面具体，又要重点突出。不能单就预算执行情况进行考核，而应当将预算执行情况与成本控制目标实现情况、业务工作任务完成情况结合起来。应坚持量化指标考核为主，定性指标考核为辅的原则。考核结束后，考核组要撰写绩效考核报告。

其中，定量指标考核体系主要包括：

（1）预算收入执行率

预算收入执行率 = 本实际收入总额 / 本期预算收入总额 × 100%

预算收入是医院编制的年度预算总收入，本期实际收入是医院在预算年度中实际完成的收入。预算收入执行率反映医院收入预算的编制和执行水平，一般来说该项指标应当在100%左右，过高或过低都反映在年初编制预算时没有充分考虑医院的经营状况和环境条件，若因为预算执行不力造成实际收入与预算收入差异过大，则应查清原因并问责。

（2）预算支出执行率

预算支出执行力 = 本期实际支出总额 / 本期预算支出总额 × 100%

本期预算支出是医院编制的计划期内预算总支出，本期实际支出是医院在预算期内实际发生的支出。预算支出执行率反映了医院对支出的预算编制和管理水平，该项指标过高或过低说明医院预算编制和支出控制方面存在问题。

（3）财政专项拨款执行率

财政专项拨款执行率 = 本期财政项目补助实际支出 / 本期财政项目支出补助收入 × 100%

财政专项拨款执行率反映医院财政项目补助支出的执行进度。医院应加快专项拨款执行进度，使财政资金尽早发挥效益。

定性指标考核体系包括：

在预算执行过程中，该取得的收入是否按预算规定及时足额取得；

取得的标准、范围和程序是否符合国家法律、法规及有关规章的规定，有无乱收费、乱摊派情况；支出预算是否得到确实执行，有无乱支滥用情况，专款是否专用，有无各项资金相互挪用情况；

有无违反预算执行规定，该收不收，该支不支情况；

增收节支或减收增支的数额是否合理，预算执行过程中发现的追加追减事项，是否符合国家有关规定；

预算执行情况是否按规定进行分析，对发现的问题，是否及时进行处理。考核组要对考核报告内容的真实性、完整性负责。建立健全对考核工作人员的奖惩机制，制定和完善绩效考核工作人员奖惩办法，做到分工清晰，责任明确，对徇私舞弊、索贿受贿、与有关人员串通一气弄虚作假的工作人员，依法依纪严肃处理。

四、绩效考核结果的运用

绩效考核结果既作为医院内部年终评比考核、奖惩的重要依据，也作为职工年度考核、决定是否继续任用的重要参考。作为督促医院提高管理水平、改进工作作风、提升服务质量、改善医疗服务环境的重要手段，财政部门将绩效考核结果作为财政补助预算安排和当年财政补助结算重要依据，与财政补助安排挂钩。

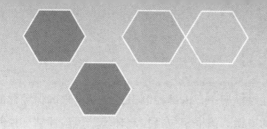

第五章 内控管理

第一节 政策背景及意义

一、发展与变革

（一）国外内部控制理论发展历程

国外对于内部控制的理论研究开展较早，主要经过内部牵制、内部控制、内部控制完善、一体化控制和全面风险管理五个阶段。

20世纪40年代以前，内部控制理论基本停留在内部牵制阶段。内部牵制以账目间的相互核对为主要内容，并实施岗位分离。在这一阶段，内部控制着眼于通过职责分工和业务流程及其记录上的交叉检查或交叉控制，达到防止组织内部的错误和舞弊，保护组织财产安全的目的。内部牵制是现代内部控制理论的雏形。

20世纪40年代至70年代，内部控制理论发展进入内部控制阶段。在这一阶段，内部控制可分为内部会计控制和内部管理控制。内部控制目标进一步扩大，除了保障财产安全，增加会计信息可靠性外，还包括帮助企业提高经营效率，贯彻管理方针，体现了当时企业的管理需要。1934年美国《证券交易法》首先提出了"内部会计控制"概念，要求证券发行人应设计并维护一套能为投资人提供合理保证的会计信息的内部会计控制系统。1953年，美国注册会计师协会（AICPA）在《内部控制：协调组织的各种要素及其对管理者和独立公共会计师的重要性》中首次发布内部控制定义："一个企业为保护资产完整、保证会计数据的正确和可靠、提高经营效率、贯彻管理部门既定决策，所制定的政策、程序、方法和措施。"

20世纪80年代至90年代初，内部控制理论进一步得到完善。1988年，美国注册会计师协会发布《审计准则文告第55号》，首次提出"内部控制结构"概念，将企业的内部控制结构定义为企业为保证特定目标实现而建立的各种政策和程序。内部控制结构在原有内部控制理念中，融入控制环境、会计系统、控制程序的内容．关注以上三方面因素对企业实现其经营目标的影响，标志着内部控制走向结构化和体系化。

1992年9月，COSO委员会公布《内部控制——整合框架》（通常被称为COSO框架）。该框架首次提出内部控制整合框架的概念。在该框架中，内部控制目标包括合理确保经营的效率与效果、财务报告的可靠性以及对法律法规的遵循。该框架包括控制环境、风险评估、控制活动、信息与沟通、监督五大因素。2004 年，美国 COSO 委员会在《内部控制——整合框架》基础上进一步拓展，颁布《企业风险管理——整体框架》，标志着 COSO 委员会最新内部控制研究成果面世。该框架将风险管理与内部控制相结合，形成一个更为关注战略目标的内部控制框架。

（二）国内内部控制理论发展历程

我国内部控制实践起步于 20 世纪 90 年代。彼时，我国内部控制研究侧重于会计和审计领域。1999 年 10 月 31 日，修订后的《会计法》首次以法律形式对建立健全内部控制提出要求。2001 年 6 月 22 日，财政部发布《内部会计控制规范——基本规范（试行）》，此份文件将"内部会计控制"定义为"为了提高会计信息质量，保护资产安全完整、确保法律法规和规章制度的贯彻执行而制定和实施的一系列控制方法、措施和程序"。此时，内部控制仍以内部会计控制为主。

2008 年，五部委发布《企业内部控制基本规范》，首次给出内部控制定义："内部控制，是由企业董事会、监事会、经理层和全体员工实施的、旨在实现控制目标的过程。内部控制的目标是合理保证企业经营管理合法合规、资产安全、财务报告及相关信息真实完整，提高经营效率和效果，促进企业实现发展战略。"《企业内部控制基本规范》以 COSO 框架为基础，结合我国国情，为我国企业建立和实施内部控制确立了基础框架。

2008 年至今，我国监管机构对内部控制的研究不断深入。2012 年 11 月 29 日，财政部发布《行政事业单位内部控制规范》，规定自 2014 年 1 月 1 日起在全国行政事业单位范围内正式施行。这是我国内部控制理论发展的又一大进步，内部控制建设研究对象从企业逐渐扩大到国家行政机关。

（三）医院内部控制体系建设

医院是我国医疗服务的提供主体，不仅肩负着治病防病、保障人民健康的重要职责，还担负着培养医疗人才、支持医疗科研等任务，是关系国计民生的重要事业单位。随着医疗卫生改革不断深入，我国医院面临的内外部环境不断发生变化，但与国内其他行政事业单位相似，医院内部控制尚不完善。一方面，制度不健全、业务操作不规范、财务管理混乱等情况对医疗服务提供效率效果的阻碍日益明显；另一方面社会对于医疗费用、医疗纠纷的关注度也越来越高，这些压力和问题都要求医院寻找适合自身的内部控制建设方法，构建有效的内部控制体系，以防范医疗服务提供风险，提升医疗服务提供的效率和效果。

1. 国外医院内部控制建设

国外医院内部控制建设萌芽于 20 世纪初期，可分为萌芽、发展、完善三个阶段。

（1）萌芽阶段

该阶段医院内部控制主要关注质量控制。20 世纪初，为规范医疗服务，保证公众利益，一些国家设立了研究性学会和自律性协会。以美国为例，美国医院协会（American Hospital Association）是美国医院内部控制的重要倡导者和监督者，它致力于改进美国医院的管理状况。1912

年，第三次外科医师大会颁布了外科医生的资质和准入制度，明确指出医院的设备和医院工作需要得到规范管理。在医院协会及外科医师协会不断的努力下，这一理念在随后几年逐渐被医院接受。1926年，美国医院协会出版了第一本《医院标准化手册》，标志着美国医院内部控制的质量标准和规范初步建立。

（2）发展阶段

这一阶段，成本控制成为决定医院能否生存发展的关键因素之一。20世纪40年代，美国和英国均通过了政府预算拨款的医疗保障制度，增加医疗卫生行业投入，促进了两国医院数量和医疗服务质量的提升。然而，70年代后期，医院的服务效率、质量和反应敏捷程度受到质疑。迫于财政危机和控制公共开支的舆论压力，两国监管部门都设法降低对医院的医疗投入，提升医院运营效率。20世纪70年代，美国医院开始使用作业成本法等先进的管理成本方法，以达到降低成本的目的。而英国则推行了全民健康服务系统改革，改革内容不仅包括具体业务的完善，也包括医院的治理结构的优化。改革后，政府不再向医院拨款，医院需要通过优化内部控制来降低成本、提高运营效率，从而提升医院综合竞争力。在成本控制过程中，医院管理的精细程度不断提高，医院内部控制理论得到长足发展。

（3）完善阶段

21世纪以后，随着内部控制理论以及其他先进管理理念的不断成熟，越来越多的医院将先进管理思想引入医院管理当中。平衡记分卡、业务流程重组等先进管理理念从企业扩展到医院。这一时期，医院内部控制建设通过吸纳各种管理理念得到了完善和升华。

2.我国医院内部控制建设

近年来，国内学者对于我国医院如何开展内部控制建设工作进行了很多讨论。袁新春认为医院内部控制完善应该从加强控制方法的应用角度开展，主要控制方法有：改善医院内部控制环境、建立授权批准制度、建立不相容岗位相互分离制、强化会计信息系统控制和资产管理控制、建立独立内审部门、建立健全内控制度评价体系等，并强调内部控制应贯穿整个医院管理过程。蔡悦提出，应正确理解医院内控五大要素（即内部环境、风险评估、控制活动、信息与沟通、内部监督）之间的内在逻辑关系，基于对五大要素的整体把握来构建内部控制体系，保证控制目标实现。在确定组织结构、控制目标基础上，通过对内部控制的不断评价和完善，实现医院内部控制的构建。朱倩、李恒以波特的五力模型为理论基础，把监管机构、患者、供应商、同竞争医院和医院本身作为影响医院发展的五种力量，并与内部控制五要素结合构建内部控制评价基本框架，进而提出医院内部控制体系健全完善的措施。陈新友认为，医院内部控制体系应以全面性原则、相互牵制原则、协调配合原则、成本效益原则、适应性原则为基础指导，以组织结构控制、授权批准控制、会计系统控制、资产保全控制、风险控制、绩效考评控制、审计控制等具体控制措施为重点，研究医院内部控制体系。

总的看来，目前学者们的研究成果主要集中在对医院内部控制建设过程中关键节点的讨论上，且各学者观点较为一致。但目前国内尚缺少对内部控制建设这项工作具体开展方法的研究。本书将在明确我国医院内部控制体系建设理论及思路的基础上，结合实际案例，对如何高效开展医院内部控制建设进行论述，以便为我国医院开展内部控制建设工作提供借鉴思路。

二、理论前沿

1992 年，COSO 委员会发布《内部控制——整合框架》。该框架在世界各地得到一致认可并被广泛应用，是公认的设计、执行和实施内部控制以及评估内部控制有效性方面的权威框架。目前，超过 90% 的美国上市公司均以 COSO 框架为依据开展内部控制建设工作。

（一）内部控制的定义

2013 年版 COSO 框架对内部控制定义如下："内部控制是一个由主体的董事会、管理层和其他员工实施的，旨在为实现运营、报告和合规目标提供合理保证的过程。"

基于此项定义，内部控制有以下特质：

一是内部控制的目的是帮助组织实现其目标，包括运营、报告以及合规目标。

二是内部控制不是一个事件或一个情况，而是一个持续不断的过程。内部控制存在于组织各项活动中，体现管理层的经营管理方式及要求。内部控制只有与业务流程充分融合，才能发挥最佳效果。

三是内部控制靠人来实施。它不仅仅包含制度、流程、系统和表单，还包括组织中各层级人员以及他们的行为活动。管理层是内部控制的重要组成部分，管理层基调对内控环境有着重要影响。另外，组织中各层级人员均需明确并正确行使自己的职责与权限，确保个体与组织目标协同一致。

四是有效的内部控制能够为组织目标实现提供合理保证，但非绝对保证。有效的内部控制能够提高组织实现目标的可能性，但所有内部控制体系都有其局限性。例如人为错误、对不确定事项的判断、不可抗力等都可能影响组织目标实现。此外，员工串通舞弊、管理层凌驾于内部控制之上，也会造成内部控制失效。

五是内部控制要与组织结构相匹配。内部控制具有高度灵活性，它既可以应用于整个组织，也可根据运营管控模式，应用于某个业务单元或业务流程。

（二）内部控制目标、要素及其原则

1. 目标

目标反映了组织管理层如何创造、保护、实现价值。这些目标可以重点关注主体的经营需求，也可以关注主体对法律法规、规章及标准的遵从。设定目标是内部控制的先决条件。管理层首先要详细说明其目标，才可以对影响目标实现的所有风险进行识别和评估，进而根据组织的风险偏好选择适当的应对策略，制定管控方案。

COSO 框架将组织目标分为运营目标、报告目标、合规目标三类：

运营目标与组织愿景相关。组织的运营模式、行业特点与业绩评估策略不同，运营目标也相对多样化。组织层面的目标分解至各业务单元、下属单位、职能部门，会有效提高主体目标实现的效率和效果。

报告目标向组织和其他利益相关方提供管理或监督所需数据和信息。报告可分为财务与非财务、内部或外部报告。内部报告用以支持组织战略方向、运营计划以及绩效考核等业务开展需求，外部报告则更多以满足监管机构要求为主要目的。

合规目标是指组织开展活动必须遵循相关法律法规要求。因此组织首先必须明确各类业务或主体所适用的法律法规。法律法规要求应为组织最低行为准则，组织应将这些行为准则与要求整合在业务流程当中，甚至制定更严格的要求，确保合规目标实现。

2. 要素及其原则

COSO 框架包含内部控制五要素。每种要素下包含相应的基本原则，共计十七项。十七项原则代表了与每个控制要素相关的基本概念。

（1）控制环境

控制环境是内部控制的实施基础。组织的管理层应建立良好的管控基调，强调内部控制重要性。控制环境包括：企业文化、治理结构、权利与职责分配、人力资源管理机制、绩效激励机制。控制环境会全面影响内部控制体系运行。

根据 COSO 框架，控制环境建设中应遵循如下五项原则：

应倡导诚信和道德的价值观；

应建立健全组织架构、汇报条线、适当的授权与责任机制；

应建立能够吸引、开发和保留人才的相应机制；

应有独立的机构对内部控制的推进与成效加以监督控制；

员工应明确且能各自担负其内部控制的相关责任；

（2）风险评估

风险是影响或阻碍组织实现其目标的事件发生的可能性。风险会影响组织目标（如提高盈利能力、声誉等）的实现程度。风险是固然存在的，只要从事相关业务就必然伴随着相应风险。风险评估是通过预估风险发生的可能性及影响程度来确定风险等级的过程。管理层需要考虑组织能够接受的风险水平，并通过设置相应管控措施，将风险控制在可接受范围内。因此，组织需要定期对经营过程中存在的风险进行识别和评估，并以此作为风险管理基础。

目标确立是风险评估得以有效开展的先决条件。管理层要将运营、报告和合规三大类目标有效分解，以便识别和评估相关风险。

根据 COSO 框架，风险评估中应遵循如下四项原则：

组织应设定清晰的目标，组织的目标应涵盖运营、报告、合规三个方面。

风险评估应全面系统，根据目标涵盖组织各业务单元和功能单元，综合考虑内部因素与外部因素的影响。风险评估工作应由适当的层级共同开展，对风险的重要性程度进行估计，并讨论风险应对方案。

风险评估过程中，应考虑潜在的舞弊行为，如虚假报告、资产流失以及各种腐败行为等。管理层应根据舞弊三角理论，综合评估舞弊行为的动机、机会以及合理化辩解，以确定舞弊风险发生的可能性和影响程度。

风险评估过程中还应识别和评估对内部控制体系可能造成较大影响的因素。内部控制有效性受诸多条件的影响，当条件发生变化时，内部控制可能出现失效。因此，当市场环境、监督要求、业务范围、组织结构、管理层人员等因素发生变化时，组织应及时评估这些变化对内部控制造成的影响，并采取必要措施。

（3）控制活动

控制活动是确保管理要求得以实现的机制，是根据风险评估结果，结合风险应对策略所采取的、确保单位内部控制目标得以实现的方法和手段，是实施内部控制的具体方式。控制活动应贯穿在整个业务链条中，根据性质不同可分为检查性控制和预防性控制，根据操作方式不同又分为手工控制和系统控制。

根据 COSO 框架，控制活动建设过程中应遵循如下三项原则：

组织应根据风险，设计并实施适当控制活动，以确保将风险的影响降到可接受水平。组织应该通过风险评估确定高风险领域，明确需要加强管控的业务活动，并通过综合使用多种控制活动形成控制活动组合，以便更有效降低风险。另外，管理层需确保不相容职责有效分离，保证控制执行的效果。

组织应对信息技术的应用设置一般控制，以保障信息技术应用目标的实现。随着科技进步，信息技术与业务流程的融合度越来越高。信息技术是一把双刃剑，虽然信息技术应用可以极大提升业务效率，但同时也会将错误的影响成倍放大。管理层应该对信息技术基础设置、访问权限、系统开发和维护等方面进行管控，以防范信息技术应用相关风险，保障组织目标的实现。

组织应通过制度和流程固化控制活动要求。制度和流程是管理要求的有形展示。控制活动只有固化在制度流程当中，才有可能得到一贯有效执行。管理层应建立问责机制，明确各项控制活动的责任人，并给予其相应权限。业务人员应在得到充分授权的前提下，持续执行控制活动。对于控制执行过程中发现的异常情况，控制责任人需跟进并采取相应行动。此外，管理层应定期对控制执行情况进行评估检查，对发现的问题进行修正改进，确保控制活动的有效性。

（4）信息与沟通

信息与沟通是实施内部控制的重要条件，包括对组织内部和外部信息的收集机制、沟通机制。它是确保信息，特别是与内部控制有关的信息，被及时收集，准确、完整地传递，并正确、有效应用的过程。

根据 COSO 框架，信息与沟通建设过程中应遵循如下三项原则：

组织应关注信息获取的效率和质量。在数据获取过程中，首先应明确信息需求，进而通过内部、外部信息收集，将获取的数据转化为所需信息。信息系统应能够及时、准确、完整地提供组织所需信息，并且这些信息应该是可验证、可保存的。

组织应建立有效的内部沟通机制，确保内部控制目标和责任等信息能够清晰准确地传达。在组织内部传递的信息包括但不限于特定目标、制度与流程、职责与权限、内部控制执行情况等。在纵向沟通中，内部沟通应该从具体目标开始，每位员工均应知晓其在内部控制中承担怎样的职责，哪些行为是允许的，哪些行为是禁止的，例外及异常情况也应通过有效途径向管理层进行汇报。在横向沟通中，管理层应确保信息能够有效分享给相关人员，帮助其他部门人员履行其管控职责。

组织应建立有效的外部沟通机制，与外部相关方就影响内部控制发挥作用的事宜进行沟通交流。组织在运营过程中，需要与股东或其他所有者、合作伙伴、监管机构、政府、审计机构等进行沟通。管理层需要建立相应机制，确保能够及时向外部人员或机构提供所需信息，并且能够从外部获取信息，以支持组织目标实现。

（5）监督活动

内部监督是实施内部控制的重要保证，包括对业务活动的持续性监督以及对内部控制某些方面进行专项检查。它是对内部控制的健全性、合理性和有效性进行监督检查与评估，形成书面报告并做出相应处理的过程。持续性监督应融合在业务流程当中，而专项检查则应根据目标不同确定适当的频率。监督活动中发现的问题，应视情况上报相应管理层。

与监督活动相关的两项原则为：

组织应建立有效的评估机制，检验内部控制是否有效运行。要建立有效的评估机制，首先要了解内部控制体系设计和运行情况，并根据业务特点和风险评估结果，选择适当的评估方式，确定评估范围和评估频率。负责评估的人员应具备足够的专业知识，能够准确理解和分析评估过程中发现的问题。此外，组织还应定期开展独立评估，可由第三方对组织内部控制体系的运行情况进行客观评价。

组织应建立缺陷上报的标准。通过评估，可能会发现内部控制体系运行过程中存在问题。这些可能影响组织目标实现的潜在的或真实存在的问题，统称为内部控制缺陷。对于评估过程中发现的内部控制缺陷，组织应根据上报标准向相应权限机构进行汇报。评估人员应就所有内部控制缺陷与责任部门进行沟通，确定改进方案。管理层应持续跟踪缺陷的整改情况，确认整改方案是否得到落实。

COSO框架特别指出，内部控制要素及相关原则可以同时适用于各类不同的主体，包括上市公司、私营企业、政府机构及非营利组织。随着主体类型和规模的不同，内部控制的实施方式可能会有所区别。比如，上市公司通常由董事会负责履行与报告相关的监督职责；政府机构及非营利组织由于运营模式不同，此项职责由监事会、社会监督办公室等专门的治理机构负责；而小规模主体则通过董事间更加频繁的沟通机制形成监督模式。

（三）内部控制的有效性和局限性

1. 内部控制的有效性

有效的内部控制体系可以将风险控制在可接受水平，为组织目标实现提供合理保证。

在一般情况下，组织将风险降低在可控范围内，并保证目标得以实现。

在突发或特殊情况下，组织虽不能将风险控制在可接受范围内，但可了解目标实现程度和风险影响程度。

能够遵循相关法律、规则、规定和外部标准。

能够根据相关规则、规定、标准和要求，提供相应报告。

内部控制体系有效运行需满足以下标准：

内部控制五要素及相关原则都存在且发挥作用。"存在"是指这些控制要素和相关原则都已包含在内部控制体系的设计中。"发挥作用"是指这些控制要素和相关原则均被有效执行。

内部控制五要素共同运行，发挥整合的作用。"共同运行"是指五个控制要素作为一个整体，共同运作并发挥作用。

当五要素中任何一个要素或原则未能有效执行，或未能与其他要素或原则相匹配时，该组织的内部控制将不能被认定为有效运行。

2. 内部控制的局限性

内部控制能为组织实现目标提供合理保证，但并非绝对保证。所有内部控制体系都有其局限性，其局限性源于：

组织所建立的目标的合理性是内部控制的先决条件。

决策过程中，人的主观判断可能造成失误和偏差。

人为操作失误导致内部控制失效。

管理层凌驾于内部控制之上。

通过串通行为规避控制。

超出组织管控范围的外部因素影响等。

虽然内部控制存在局限性，但管理层在设计内部控制体系时应考虑这些因素，并尽量减小其影响。

三、医院内部控制建设的理论依据

2012年11月29日，财政部发布《行政事业单位内部控制规范（试行）》（以下简称《规范》），规定自2014年1月1日起在全国行政事业单位范围内正式施行。《规范》的制定是为了规范我国行政事业单位内部控制制度建设，保证我国行政事业单位内部控制的完整性，促进我国市场经济积极稳定发展。

医院作为我国重要的行政事业单位，其内部控制建设应遵循《规范》的相关要求。随着医改的不断深入，医院的管理方式必将越来越贴近企业管理方式。因此，医院在内部控制体系建设过程中，可考虑以《规范》为最低要求，参照《企业内部控制基本规范》，以 COSO 框架为理论依据，建立全面的内部控制管理体系。

（一）医院内部控制的定义

结合《规范》内容，医院的内部控制可定义为：医院为实现控制目标，通过制定制度、实施措施和执行程序，对医院运营相关风险进行防范和管控的过程。医院内部控制实施主体是全体行政人员和医护人员，包括医院领导班子、各行政科室人员、临床医护人员等。

（二）医院内部控制目标

内部控制建设起点是内部控制目标的设定。医院内部控制目标可归纳为以下五个方面：

1. 经营活动的合法合规

保证医院经营活动遵循国家相关法规要求、严禁违法违规行为，是医院内部控制的最基本目标。医院是我国医疗服务提供的主体，其提供的服务与物资直接关系到人民群众健康甚至生命安全。因此医院必须要建立相应监管措施，保证业务操作的合法合规性。

2. 资产安全和有效使用

行政事业单位的资产安全问题一直是国家监管的重点，但由于行政事业单位对资产监管力度不足，国有资产的流失、盗用等情况时有发生。医院在运营过程中需大量使用机器设备及耗材，这些资产的使用不仅影响到医院运营成本，更影响着医疗服务提供的效率和效果。因此资产管理相关风险应是医院内部控制建设关注的重点。

3. 财务和经济活动信息真实完整

财务信息不仅是经营活动的最终体现，也是监督业务活动开展的有效约束机制。因此，医院应加强财务管理工作，确保经营活动信息及时准确地反映在财务报表中，并对财务信息进行整理分析，为医院管理工作提供数据支持。

4. 防范舞弊和预防腐败

医院运营过程中必须遵守公平公正公开的原则，廉洁奉公，防止贪污腐败。为达到这一目标，医院在内部控制建设过程中，应充分运用牵制原则，建立事前防范、事中监督、事后检查的监督机制，有效预防舞弊和腐败行为发生。

5. 提高医疗服务的效率和效果

与企业的盈利目标不同，医院运营目标应为医疗服务效率及效果的提升。这一目标是由其社会职能定位决定的。医院应通过建立和实施有效的内部控制体系，提升医院管理效率，从而保障医疗服务效率和效果的不断提升。

（三）医院内并控制理论框架

新版 COSO 框架是国际内部控制和风险管理领域的最新研究成果和发展趋势，对各类主体的内部控制体系的完善和实施均有重要借鉴意义。医院可以参考 COSO 框架，将医院内部控制建设的目标、要素、主体有机组织起来，形成具有医院特色的内部控制框架。

（四）医院内部控制建设与实施的原则

内部控制建设与实施原则是指在建立和实施内部控制过程中所必须遵循的基本要求。根据医院内部控制建设目标，其内部控制建设与实施应遵循以下原则：

1. 全面性原则

全面性原则是指内部控制建设应当覆盖医院的各项业务和事项，应当贯穿决策、执行和监督全过程。同时，内部控制管理不是一个部门的工作，而是需要全院上下协同完成。

2. 重要性原则

重要性是指在内部控制建设过程中，应在覆盖全业务的基础上，针对高风险领域采取更为严格的控制措施，内部控制应当在全面控制的基础上，关注重要业务事项和高风险领域。

3. 制衡性原则

制衡性原则是指医院应在决策机制、职责分配、业务流程设计过程中注意形成内部牵制，确保各业务部门相互制约、相互监督，同时兼顾运营效率。

4. 适应性原则

适应性原则是指内部控制体系建成后并不是一成不变的，而应当根据医院经济活动规模、业务范围、风险水平等变化进行调整。医院应建立内部控制体系的监督、评价、完善机制，使得内部控制体系不断提升、完善。

第二节 内部控制建设

一、内部控制体系建设框架

内部控制体系建设要坚持以风险为导向，风险管理是内部控制体系建设工作开展的前提和基础，它为内部控制建设指明了方向和工作重点；而内部控制建设则是风险管理工作的落地，通过开展内部控制建设工作，各项关键风险才能得到切实有效的管控。脱离风险管理的内部控制建设，一定是不全面的、无法抓住重点问题的。因此，医院在内部控制体系建设过程中，要将风险管理切实、紧密地联系起来。

在医院内部控制体系建设中，应当在内部控制理论框架下，根据监管机构政策规范，以风险为导向，结合医院自身实际搭建完整的内部控制体系建设框架。即，在医院内部围绕明确的内部控制目标，建立和完善内部控制管理组织架构保障机制，建立和完善相关工作的基础流程与标准。

（一）管理机构与职责

内部控制体系建设是应当由全员参与的持续性工作，各级管理层和职能处室应当明确其在医院内部控制体系建设和运行中的角色定位，并切实履行相应职责。

从风险防范和应对的目标出发，一个完整的内部控制管理组织架构应当包含三道防线。第一道防线是直接负责开展风险防控工作的部门，应当包括日常业务运行过程中的一线业务处室及行政管理处室，就医院来说业务处室一般包括所有临床医疗科室，行政管理处室一般包括采购管理、后勤保障管理、基建管理、科研管理、人事管理、财务管理等相关职能处室。第二道防线需要确保风险管理工作得到落实，应当由专门的风险与内部控制管理委员会及其下属的常设办事机构组成。风险与内部控制管理委员会（以下简称风控委员会）作为医院风险与内部控制管理相关工作的最高权力机构，全面领导和监督医院内部控制体系建设、持续运行、自我评价和持续完善工作，同时应当指定某职能处室作为其常设办公室，组织、管理和汇报内部控制相关工作。风险与内部控制管理委员会的常设办公室（以下简称风控办公室），一般应当选择能够全面掌握医院业务运行情况并履行一定监督职能的处室。内部控制建设和完善工作的持续推动，离不开独立监督和检查作业，即第三道防线的作用。医院应当建立健全独立的监督和评价职能，包括纪检监察、内部审计等，完善其工作标准和流程，实现内部控制的闭环管理。三道防线各司其职，相互结合，共同发挥风险防控作用。

三道防线在内部控制建设和运行中的主要职责列举如下：

1. 业务及行政管理处室

配合开展本处室风险信息收集和评估。

配合建设本处室相关制度体系，包括根据需要提出制度新增需求及配合编制工作。

配合开展制度后评估工作，并根据实际提出制度修订或废止需求。

配合建设和维护本处室相关内部控制流程，配合制定本处室相关的内控流程手册。

实施本处室相关内部控制流程，并监督执行情况。

配合开展年度内部控制评价工作等。

2. 风险与内部控制管理委员会

审定内部控制建设实施方案。

审定内部控制管理规范及配套管理手册。

审定内部控制年度工作计划。

审定风险评估标准、内部控制评价标准和缺陷认定标准。

审定年度内部控制评价报告和风险管理相关报告。

审议或审定内部控制相关的其他重大事项等。

3. 风险与内部控制管理办公室

研究提出内部控制建设实施方案。

组织制定风险管理、内控流程、内控评价等手册。

组织编制内部控制年度工作计划，监督计划执行并提出考评意见。

审核内部控制流程、规章制度等是否符合内部控制要求。

组织制定风险评估标准、内部控制评价标准及缺陷认定标准。

组织开展风险评估，编制风险管理相关报告。

组织开展内部控制评价，编制内部控制缺陷报告和内部控制评价报告，监督缺陷整改情况。

配合开展与内部控制相关的医院文化培育工作等。

4.独立监督、评价职能

制定独立监督、评价管理办法、流程、工具、模板。

制定年度独立监督、评价工作计划。

在内部控制体系自我评价基础上开展独立监督、评价。

反馈独立监督、评价结果并对整改情况进行跟踪监督。

（二）工作基础流程与标准

内部控制体系建设应当以风险为导向、制度为保障、流程为载体、评价为手段，分别建立风险管理、制度管理、流程管理、监督评价四大方面的工作基础流程与标准。其中制度与流程相关的工作标准属于内部控制执行标准，指导医院内部控制日常运行；风险管理与监督评价相关的工作标准属于内部控制检查标准，指导医院如何对内部控制有效性开展持续动态的监控、检查和完善。

因此，医院内部控制体系建设应当在完善管理组织机构及职责的基础上，分别建立风险管理、制度管理、流程管理、监督评价相关的有形成果。

1.风险管理

风险管理相关工作标准通过建立统一的风险分类标准，制定规范的重大风险识别、评估、应对等工作的程序与措施，明确风险考核标准和责任追究机制，促使风险管理工作落地和控制措施有效执行。

2.制度管理

制度管理相关工作标准是依据内部控制合规要求和流程化管理思路，建立与业务流程紧密融合、覆盖各业务类型、各管理层级的分级分类制度标准体系，有助于弥补制度管理空白，消除不同制度体系差异。

3.流程管理

流程管理相关工作标准是按照"控什么、何时控、如何控"原则，围绕控制目标，构建医院全业务流程框架，明确各业务流程中的关键控制点、控制措施和控制要求，同时解决跨部门的流程控制问题。

4.监督评价

监督评价相关工作标准规定内部控制设计与执行有效性评价的测试程序、抽样规则及缺陷认定标准，促进医院内部控制持续改进和管理水平的提升。

二、内部控制闭环管理模式

医院开展内部控制体系建设的最终目标是构成良性运转的内部控制生态循环。即，以风险为导向，设计搭建控制活动并使其能够持续有效地运行，同时运行效果被持续监督和评价，从而及时发现运行现状与内部控制建设目标之间的偏差。

医院在搭建管理组织机构、明确相应职责、制定和应用基础工作标准的过程中，将逐渐形成包括计划、执行、评价、改进四大基础工作步骤在内的内部控制闭环管理模式和长效运行机制。医院可以通过单独的内部控制管理制度或办法，规定上述内部控制闭环管理模式的操作标准和流程。

内部控制的计划建设阶段即体系设计、标准制定阶段，由风控委员会及其常设机构组织各业务和行政管理处室，完成医院内部控制体系框架设计，全业务流程框架的搭建，内部控制流程的梳理记录，管理制度与流程的匹配等。本阶段建设和使用的风险管理、制度管理、流程管理相关工作标准可以作为内部控制管理制度所属的实施细则。

内部控制的执行阶段，主要是各业务及行政管理处室遵照执行医院各项规章制度及流程标准，是对计划建设成果的落地和检验。

内部控制的评价阶段，包括由风控委员会及其常设机构牵头组织业务及行政管理处室开展自我评价，以及由独立的监督检查处室开展的独立评价，也可以将自我评价合并入独立的监督评价工作，由独立监督检查处室一并开展，通过评价发现内部控制设计及执行缺陷。内部控制评价相关的工作标准也可以作为内部控制管理制度所属的实施细则之一。

内部控制改进阶段，主要由风控委员会及其常设机构以及独立的监督检查处室共同参与，监督各业务及行政管理处室针对发现的内部控制设计及执行缺陷制订并落实改进计划，实现内部控制的闭环管理。

三、流程管理定义及原则

医院在开展内部控制流程建设过程中应遵循以下原则：

（一）全面性原则

内部控制流程应当贯穿医院业务活动的决策、执行和监督全过程，实现对各项业务活动全面控制。

（二）风险导向原则

在全面控制基础上，内部控制应围绕医院发展战略和控制目标，以风险辨识与评估为切入点，关注医院关键业务活动和业务活动的重大风险。

（三）标准化原则

统一设计并建立跨专业、跨层级、端到端的内部控制流程体系，集中体现总体管控要求，满足各部门业务管理需要，实现流程步骤标准化、控制措施标准化和责任岗位标准化。

（四）专业化原则

由业务部门主导，结合日常业务，开展专业内部控制流程建设与维护，并对其完整性、准确性负责。

（五）协同性原则

加强业务协同，促进内部控制流程跨专业紧密衔接、跨层级无缝对接，实现横向融合、纵向贯通。

（六）适应性原则

内部控制流程应当符合国家有关规定和医院实际情况，并随着外部环境变化、内部业务活动调整和管理要求的提高，不断修订和完善。

四、流程预期管控标准

在内部控制建设工作开展过程中，最常见困难是无法把握业务流程中存在的关键风险、控制方法以及建设标准不明确。为助力公立医院开展内部控制建设工作，编者梳理了公立医院主要业务所涉的关键风险，并总结了应对各风险的预期管控措施。各医院可以预期管控措施为基础，结合实际业务管控需要设计内部控制点，更有效地防控风险。

根据《行政事业单位内部控制规范》的要求，本文将内部控制流程分为单位层面及业务层面，总结了十二个流程的控制目标、涉及风险及对应控制措施。特别需要指出的是，本节控制措施中所列的各项控制活动为各医院在设计和建设控制活动时应遵循的最低要求，读者可根据本单位风险评估结果对各类控制活动的设计进行相应调整。

（一）单位层面

单位层面内部控制建设工作重点，在于建立指导各层级人员执行其内部控制责任以及进行决策的标准、流程、组织结构，从而为风险评估和控制活动的执行、信息与沟通机制的建立、监督活动的实施提供基础。公立医院单位层面的内部控制建设，可依照理论体系框架，从控制环境、风险评估、内部监督、信息与沟通几方面展开。

1. 控制环境

良好的控制环境能够帮助组织更有效应对风险。公立医院控制环境建设包括组织架构及决策机制、人力资源政策、文化建设等方面。

（1）控制目标

控制环境建设中，医院应当至少关注下列目标：

建立健全组织架构，确保组织架构科学合理。

建立健全集体议事决策机制，明确三重一大事项的决策流程。决策权、执行权和监督权应当相互分离。

建立适应本院业务需要的人力资源政策，为业务开展提供人员支持。

有效开展医院文化建设，在内部建立起积极向上的医院文化氛围。

（2）风险描述

控制环境建设的主要风险有：

内部机构设计不科学，权责分配不合理，可能导致机构重叠、职能交叉或缺失、推诿扯皮、运行效率低下。

未建立明确的决策机制，或三重一大事项在执行前未经过集体决策，出现"一支笔""一言堂"。

人力资源政策不符合医院业务需要，出现招聘、录用、薪资计算发放等业务失控，以及人力资源储备不足、人员资质无法满足业务需要等情况。

未能有效开展医院文化建设，未能形成良好的文化氛围。

（3）控制措施

①组织架构及决策机制建设

医院在组织架构及决策机制建设和管理过程中，应当至少强化对下列关键方面或者关键环节的控制：

医院应合理设置内部职能机构，明确各机构职责权限，避免职能交叉、缺失或权责过于集中。

在组织机构设置中，应建立并完善财务部门及内部审计部门工作职责及权限，确保财务工作和内部监督工作落到实处。

医院应当通过组织结构图、部门职责、岗位说明书等制度文件，明确并有效传达组织内各部门、岗位的权责分配。

医院应定期对组织架构运行效率及效果进行评估，并视需要进行优化。组织架构调整须按医院规定获得相关部门和领导审批后方能实施。

医院应建立决策机构。决策机构成员应包括行政、党委、纪委主要领导。在决策过程中，班子成员应能够充分行使其职权，发表意见。事项决策应遵循少数服从多数原则，决策过程应保留书面记录。

明确"三重一大"等事项的范围和议事流程，确保重大经济事项由领导班子集体研究决定。

决策过程、执行过程和监督过程须相互分离、相互独立、相互制约。

监督部门须对决策事项进行检查，对决策效率和效果进行跟踪评价，对决策造成的重大失误应当追究相应责任。

②人力资源政策

医院在建立与实施人力资源管理内部控制时，应当至少强化对下列关键方面或者关键环节的控制：

人力资源部门应根据上级主管部门要求，结合业务实际需要，制定年度人力资源计划。人力资源需求计划须经过适当管理层级讨论后方可实施。

医院应明确人力资源责任部门、责任分工、业务流程等。

医院人员招聘工作应依据人力资源计划有序开展。人力资源责任部门应根据规定组织安排人员笔试、面试、体检等工作。对于财务、医疗等技术岗位，应聘者须满足相应的任职资格。对于特殊关键岗位人员，录用前须开展背景调查并记录调查结果。人员被录用前须根据岗位和职级按医院制度获得相关部门和领导的审批，录用审批须留下书面记录并归档保存。

确定选聘人员后，医院须依法签订劳动合同。若为涉密岗位，须与该岗位员工签订保密协议。

医院人力资源责任部门应编制岗位说明书，明确各岗位相应职责。

医院人力资源责任部门应识别出关键岗位，并建立轮岗机制。对于不具备轮岗条件的岗位，可采取专项审计、检测等替代控制。

医院须按照国家政府部门下发的事业单位工资福利相关规定确定薪酬福利政策，开展薪酬福利管理工作。

人力资源责任部门需根据医院规定的薪酬标准、发放计划开展薪酬计算工作。薪资发放信息需经独立人员审核后方可交财务部门安排发放。

医院应根据发展规划，制订人员培训及梯队建设计划及方案，确保人力资源可持续发展。

医院应根据自身运营特点建立绩效考核体系，明确考核指标及方法，最大程度发挥绩效考核的激励作用。

绩效考核工作应公平公正，考核结果应与员工进行充分沟通。

③文化建设

医院在建立与实施医院文化建设内部控制时，应当至少强化对下列关键方面或者关键环节的控制：

领导班子需身体力行，带领全院人员建设良好的单位文化。领导干部要充分认识风险管理及内部控制在单位管理中的作用，并以身作则，带头遵循各项规章制度，建立良好的管理基调。

明确医院文化建设责任部门，并根据发展战略和实际情况，有计划、有针对性地开展文化建设工作。

医院应建立单位文化评估机制，明确评估的内容、程序和方法，落实评估责任制，并定期开展文化评估工作。

医院需重视单位文化评估，巩固和发扬文化建设成果。针对评估过程中发现的问题，需分析原因，及时采取措施加以改进。

医院需根据单位文化规范，制定员工行为守则或道德手册，并通过有效途径发布，加强医德医风、行为守则宣贯。

2.风险评估

（1）控制目标

在风险评估工作开展过程中，公立医院应至少关注下列目标：

定期开展有效的风险评估工作，识别运营过程中的重要风险。

根据风险评估结果，制定适当的风险应对方案，确保相关风险得到有效管控。

（2）主要风险

医院风险评估管理环节的主要风险有：

未建立有效风险管控机构，无法组织各部门有效开展风险评估工作。

风险评估方法不适当、标准不明确、范围不完整，导致未能发现医院运营中的主要风险。

未能根据风险评估结果制定适当的风险应对策略及方案，关键风险未得到有效控制。

（3）控制措施

医院在建立与实施风险评估时，应当至少强化对下列关键方面或者关键环节的控制：

公立医院应建立完整的内部控制管理组织架构。

明确风险评估牵头责任部门，并在制度中明确其职责权限。

风险评估牵头责任部门应根据风险管理前沿理论，设计风险评估流程，相关文件包括但不限于风险框架、风险清单、风险评估流程、风险评估标准、风险评估结果报送审批、风险应对方案制定和执行、风险监控流程等。

风险评估牵头责任部门应定期组织各部门开展风险评估工作。风险评估工作每年至少开展一次，范围应覆盖全院所有业务流程。

风险评估结果应向医院的风控委员会报送，经风控委员会审核后，确定本院风险管控重点领域。

重大风险相关的各业务部门应全面审视本院风险管控情况，并拟订风险应对方案。方案经风控委员会审核后执行。风险评估牵头责任部门应定期跟进应对方案执行情况。

3. 内部监督管理

（1）控制目标

医院应当至少关注涉及内部监督管理的下列目标：

建立反舞弊机制，切实有效指导和支持反舞弊工作的开展。

通过内部监督评价，发现内部控制体系中的可改进环节，促进内部控制体系不断提升。

（2）主要风险

医院内部监督管理环节的主要风险有：

未建立反舞弊机制，或反舞弊工作未按照相关制度规定和流程开展，导致无法对舞弊事项及时识别、处理。

未建立完善的内部控制建设评价机制，未能及时发现医院在管理制度建立、内部控制执行、关键岗位及人员设置等方面存在问题，可能导致经济活动合法合规、资产安全和使用有效、财务信息真实完整、有效防范舞弊和预防腐败、提高公共服务效率和效果等目标无法实现。

（3）控制措施

医院在建立与实施内部监督管理内部控制时，应当至少强化对下列关键方面或者关键环节的控制：

医院须重视和加强反舞弊机制建设，设立多途径的举报、沟通方式。

医院须建立举报人保护机制，做好投诉记录保存工作。

纪委监察部门须对信访、监察、接受举报等过程中收集的信息进行查证核实，调查结果应形成书面记录，提交相关领导审批。

医院应建立内部控制建设及监督评价机制，明确内部控制建设及评价的管理组织机构，以及各部门在内控建设及评价工作中的职责权限。

内部控制建设牵头部门应有计划地组织开展本院内部控制体系的建设、完善工作，工作推进情况应定期向本院负责人进行汇报。

各业务部门是内部控制建设工作的主体，应根据内部控制建设部门计划完成内控建设及完善工作。

内控评价部门应定期对医院内部控制体系运行情况进行评价，发现薄弱环节，促进内部控制体系不断改进提升。

审计部门可通过开展财务审计或专项审计，发挥对内部控制体系的独立监督作用。

4. 信息与沟通

（1）控制目标

医院应当至少关注涉及信息与沟通的下列目标：

内部报告系统健全，信息沟通方式合理、明确，内部信息传递及时、准确。

内部报告使用充分，作用能够最大化发挥。

建立健全信息系统开发、变更、维护流程，明确职责及权限分配，确保医院信息系统能够支持医院运营。

建立健全信息系统账户权限管理流程，对账户开立、权限变动、关闭等进行有效监管，确保账户权限与员工职责相匹配。

信息系统安全措施合理、恰当，有效防止医院机密信息泄露。

（2）主要风险

医院信息与沟通环节的主要风险有：

内部报告系统缺失、功能不健全、内容不完整，未能有效收集来自医院各个部门和业务环节的管理信息，或是信息流转不及时、不恰当，可能导致医院决策偏差或执行不及时、不到位。

内部报告使用不充分，内部报告的作用未能最大化发挥，可能导致决策失误、相关政策措施难以落实、风险应对措施滞后或不当。

信息系统开发与使用不合理、不恰当、未经过审批，可能无法满足医院实际需要或违反国家法律法规，导致医院运营效率与效果低下，进而遭受外部处罚、经济损失和信誉损失。

信息系统开发与使用未经适当审批或超越授权审批，可能因重大差错、舞弊、欺诈而导致损失。

信息系统维护与变更程序不规范，可能导致系统问题未被及时解决；未经授权的系统变更，可能影响系统的稳定性、可靠性，影响医院运营效率与效果。

信息系统安全措施不当，可能导致医院机密泄露。

（3）控制措施

医院在建立与实施信息与沟通内部控制时，应当强化对下列关键方面或者关键环节的控制：

医院应建立科学的内部报告传递机制，明确内部报告传递方式、范围以及各管理层级的职责权限等，充分发挥内部报告的作用。

在信息纵向传递方面，应确保各部门能清晰准确了解各自肩负的工作及责任，医院管理层下发的任务能及时明确地传达至相关责任人，并由独立部门进行督办跟进。

在信息横向传递方面，医院应通过制度流程等明确部门间横向沟通的渠道、方式和频率，确保部门、岗位间信息传递通畅。

信息系统开发前须经过严谨的项目评估及方案设计，确保系统功能对业务的支持程度。系统开发方案需按医院规定获得相关部门和领导审批后方能实施，审批须留下书面记录并归档保存。

信息系统归口管理部门须定期对信息系统进行维护和测试，及时跟踪、发现和解决系统运行中存在的问题，并形成测试维护报告归档保存。

信息系统程序变更须由申请部门提交变更申请，按医院规定获得相关部门和领导审批后方能实施。

医院应当根据业务性质、重要性程度、涉密情况等确定信息系统安全等级，建立不同等级信息的授权使用制度，采用相应技术手段保证信息系统运行安全有序。

系统权限分配须按照业务需要，合理设置用户操作权限，固化岗位职责与权限，避免将不相容职责的处理权限授予同一用户。

（二）收入管理

医院收入是指医院开展业务活动依法获得的资金，主要包括医疗收入、财政补助收入、科教项目收入和其他收入。收入管理主要包括医疗业务价格管理、医疗收入结算、医疗退费、医疗收费票据管理、其他收入（含财政补助、科教项目等其他非医疗收入）管理等业务流程，医院应设计相应管控流程，切实有效地防控各类收入管理业务在不同环节中存在的风险。

1. 收费项目文档信息管理

（1）控制目标

医院应当至少关注涉及收费项目文档信息管理的下列目标：

医疗服务项目及收费价格符合国家规定及标准。

信息系统中收费项目主文档信息维护准确无误，系统数据真实、可靠。

（2）主要风险

收费项目文档信息管理环节的主要风险有：

医疗收入不符合国家有关法律法规和政策规定，收费价格不符合国家规定范围与标准，违规收费可能导致医院受到行政处罚，遭受名誉或经济损失。

信息系统中收费项目主文档信息新增、变更及停用未得到适当审批或复核，可能导致数据录入错误，影响收款结算。

（3）控制措施

医院在建立与实施收费项目文档信息管理内部控制时，应当至少强化对下列关键方面或者关键环节的控制：

建立健全医疗业务价格管理制度，合理设置岗位，明确相关岗位职责权限，确保收费项目数据更新与复核、管理与执行等不相容岗位相互分离。

收费项目管理部门应遵守国家有关法律法规和政策规定，严格执行国家规定的收费政策，并及时根据政策变动更新价格信息。

物价管理岗根据国家价格政策变动维护收费项目信息，信息维护后应由独立人员审核信息变动的准确性，复核过程应留下书面痕迹。

HIS 系统中收费项目主文档信息维护权限的分配应与相关业务人员权责一致。

医院应由独立的部门定期对系统中收费项目信息准确性进行检查。

2. 医疗收入管理

（1）控制目标

医院应当至少关注涉及医疗收入管理的下列目标：

医疗收入记录经过有效复核、确认，收入记录准确、真实，收入管理规范、有效。

医疗收入得到及时、准确的账务处理，财务数据真实、准确、完整。

现金、POS 收入缴存与记录经过核对与监督，现金、POS 收入记录准确、完整。

异常费用与欠费得到有效监督与处理，医疗收入管理规范，能有效规避违规收费、医疗欠费、医患纠纷。

（2）主要风险

医疗收入管理环节的主要风险有：

医疗收入未得到完整准确的记录。

医疗收入未进行及时、准确的账务处理，影响财务数据的真实性、准确性和完整性。

现金、POS 收入未能准确、完整缴存，影响医院资金安全。

未对异常费用与欠费进行监督和处理，可能造成错误计费或欠费情况未得到及时跟进和处理，导致出现医患纠纷或医疗收入无法收回。

（3）控制措施

医院在建立与实施医疗收入管理内部控制时，应当至少强化对下列关键方面或者关键环节的控制：

建立健全医疗收入结算管理制度，合理设置岗位，明确相关岗位职责权限，确保提供服务与收取费用、收入稽核与收入经办等不相容岗位相互分离。

加强医疗收入结算起止时间管理，统一规定门诊收入、住院收入结算周期起止时间，及时准确地核算医疗收入。

各项医疗收入由财务部门统一收取，统一管理。其他任何部门、科室和个人不得收取款项。

加强单证管理，明确收款需保留的单据和记录。

各窗口收费员收取的现金与 POS 存根须按规定按时上交，收费管理人员须对现金实物与 POS 存根进行清点、复核，以保证其与 HIS 系统记录一致，清点与复核过程须留下书面痕迹。

财务部门根据相关单据确认当期医疗收入，及时、准确地进行相关账务处理。

医院应建立异常费用与欠费的监督、预警、处理机制，设置专人对在院病人住院费用进行定期监控，发现异常情况应通知相关科室及时跟进。各项监督与处理工作应形成书面记录并归档保存。

3. 医疗退费

（1）控制目标

医院应当至少关注涉及医疗退费的下列目标：

医疗退费申请合理、真实。

医疗退费得到准确、完整的记录，相关财务信息准确、完整。

（2）主要风险

医疗退费环节的主要风险有：

退费申请未得到适当的审核，可能存在未满足退费条件或未经适当审批的退费被错误支付的风险，导致医院医疗收入遭受损失。

医疗退费未被准确、完整地记录，影响财务信息的准确性与完整性。

（3）控制措施

医院在建立与实施医疗退费内部控制时，应当至少强化对下列关键方面或者关键环节的控制：

建立健全医疗退费管理流程，合理设置岗位，明确相关岗位职责权限．确保退费申请、退费审批与退费办理等不相容岗位相互分离。

各项医疗退费须提供交费凭据及相关证明，并由相应科室人员确认申退人满足申退条件后，方可办理退费手续。相关单据应由收费人员妥善归档保管。

为提高费用管理效率，医院可考虑在 H1S 系统中设置退费流程，在流程中固化退费审核环节，并妥善分配系统权限。

财务部门应及时根据退费资料进行账务处理，确保医疗退费被准确、完整地记录。

4. 医疗收费票据管理

（1）控制目标

医院应当至少关注涉及医疗收费票据管理的下列目标：

票据购买、领用、开具、作废、核销均得到完整记录，票据管理规范、有效。

空白收费票据得到有效保管，能有效避免空白票据遗失或被盗用。

（2）主要风险

医疗收费票据管理环节的主要风险有：

医疗收费票据领用、开具、作废、核销等未得到完整记录，可能导致票据使用不规范，导致收费对账、审查等工作缺少依据，影响财务管理效果。

空白收费票据未得到有效保管，可能出现空白票据遗失或被盗用等情况，导致医院无法全额收回医疗款项。

（3）控制措施

医院在建立与实施医疗收费票据管理内部控制时，应当至少强化对下列关键方面或者关键环节的控制：

建立健全医疗收费票据管理制度，合理设置岗位，明确相关岗位职责权限，确保票据保管与票据使用、票据使用与票据核销等不相容岗位相互分离。

票据的购买、领用、开具、作废、核销等均须进行及时、完整登记，登记记录须归档保存。

票据管理人员须妥善保管空白票据，做好票据存放环境的防盗、防火、防潮等工作。

医院应由独立人员定期对各类票据保管、使用情况进行检查。检查过程及结果应当妥善记录并归档。对于检查过程中发现的异常情况应跟进原因，对于违规操作应视情况对相关责任人进行考核或追责。

5.其他的收入管理

（1）控制目标

医院应当至少关注涉及财政补助收入、科教项目收入及其他收入管理的下列目标：

收入被及时、有效确认和记录。

收入得到及时、准确的账务处理，相关财务数据真实、准确、完整。

（2）主要风险

财政补助收入、科教项目收入及其他收入管理环节的主要风险有：

收入未得到有效确认。

收入未进行及时、准确的账务处理，影响财务数据的真实性、准确性与完整性。

（3）控制措施

医院在建立与实施财政补助收入、科教项目收入及其他收入管理的内部控制时，应当至少强化对下列关键方面或者关键环节的控制：

建立健全财政补助收入、科教项目收入及其他收入管理制度，合理设置岗位.明确相关岗位职责权限，确保收入稽核与收入经办等不相容岗位相互分离。

非医疗收入确认前，需提供政府文件或协议等证明材料。

财务部门应及时根据合同、协议等资料进行确认收入的账务处理，确保收入被准确、完整地记录。

应由独立人员跟进检查财政补助收入、科教项目收入及其他收入到账情况。

（三）支出管理

医院支出是指在开展医疗服务及其他活动过程中发生的资产、资金耗费和损失，主要包括：医疗支出、财政项目补助支出、科教项目支出和其他支出。支出管理主要包括经费支出管理、医疗成本管理。

在支出管理过程中，医院应确保支出事项真实合理。特别是在教育、科研经费管理上，医院应设计相应管控流程，切实有效地防控各类支出管理业务在不同环节中存在的风险。

1. 经费支出管理

（1）控制目标

医院应当至少关注涉及经费支出管理的下列目标：

费用支出原因真实、合理，支出范围及开支标准均符合相关规定。

支出业务得到及时、准确的账务处理，财务数据真实、准确和完整。

（2）风险描述

经费支出管理环节的主要风险有：

费用支出范围及开支标准不符合相关规定，可能导致支出业务违法违规，或因重大差错、舞弊、欺诈而导致损失。

支出业务未进行及时、准确的账务处理，影响财务数据的真实性、准确性和完整性。

（3）控制措施

医院在建立与实施经费支出管理内部控制时，应当至少强化对下列关键方面或者关键环节的控制：

建立健全经费支出管理制度，合理设置岗位，明确相关岗位职责权限，确保支出申请和内部审批、付款审批和付款执行、业务经办和会计核算等不相容岗位相互分离。

医院应建立授权审批体系，明确各项经费支出开支范围、执行标准、审批权限、相关表单等。

经费支出应与预算挂钩，超预算支出事项需按照预算管理制度报批。

经费支出前须由申请部门提交支出申请及合同、发票、入库单等支持性单据，按制度规定提交相应审批后方能交财务部门办理支付。审批人应当在授权范围内审批，不得越权审批。

科教经费应当根据经批准的预算提出经费开支申请，按实列支，专款专用；按制度规定报销、支付费用；按预算开支标准和范围使用项目经费。

申请科教经费支出时，项目负责人应对支出的合理性负责，并另由独立人员对费用支出真实性进行复核。

对于科研教育经费支出，应由独立人员建立支出台账，监管科研经费使用情况。

财务部门须全面审核与支出业务相关的各类单据，重点审核单据来源是否合法，内容是否真实、完整，使用是否准确、是否符合预算，审批手续是否齐全。

医院应指定独立监督人员对各类费用的申请、审批、支付执行情况进行检查，检查结果与相关人员的绩效考核挂钩。

2. 医疗成本管理

（1）控制目标

医院应当至少关注涉及医疗成本管理的下列目标：

医疗成本被完整归集，相关账务处理及时、准确、完整。

医疗成本构成及变动得到有效监控。

（2）主要风险

医疗成本管理环节的主要风险有：

成本归集不准确，账务处理不及时、不准确，影响财务数据的准确性和完整性。

未对成本进行有效分析和监控，导致成本异常变化未能被及时发现。

（3）控制措施

医院在建立与实施医疗成本管理内部控制时，应当至少强化对下列关键方面或者关键环节的控制：

建立健全医疗成本管理制度，合理设置岗位，明确相关岗位职责权限。

业务发生前应得到适当审核，以确保相应成本支出的合理性与真实性。

明确各类支出成本归集的方法、标准，确保支出信息能够及时准确汇总至财务部门。

财务部门应对发生的成本进行及时、准确的账务处理，以保证财务数据的准确性和完整性。

医院应明确成本管理岗位，对成本进行归集，并定期对成本变化进行分析。成本分析报告应及时递交院领导。

（四）采购管理

医院采购，是指医院购买物资（或者接受劳务）及支付款项等相关活动。采购管理主要包括供方管理、采购合同及订单管理、采购验收管理、采购付款管理等业务流程。其中，供方管理、合同及订单管理、采购付款申请应由采购部门牵头，验收工作应由独立于采购及使用的部门负责，财务部门主要负责相关账务处理。

与一般企业相比，医院的采购业务有两大特殊性。一是专业性和安全性要求高，医院采购物资大部分为医疗相关物资，对供方资质及产品质量关注度更高。二是作为事业单位，医院的部分采购使用财政资金。使用财政资金的采购项目，必须遵守政府采购相关规定，根据采购金额及采购标的，采用适当的采购方式和相关程序。因此公立医院的采购应特别关注供方管理与验收管理两大环节。

1. 供方管理

（1）控制目标

选择供方，也就是确定采购渠道，是医院采购业务流程中非常重要的环节。供方管理过程中应当至少关注以下控制目标：

供方选择公平、公正、高效。

建立供应商信息库，并对供应商信息的新增和变更进行严格管控，确保供方信息真实、准确。

供方资质监管机制科学、完善，能及时发现各类供方资质问题。

建立规范、完善的供方定期评审机制，对供方产品与服务提供情况进行有效监控。

（2）主要风险

供方管理环节的主要风险有：

供方选择不当，可能导致采购物资质次价高，甚至出现舞弊行为。

供方选择过程中没有严格执行《中华人民共和国政府采购法》等法规，可能导致采购业务违法违规。

未建立供应商信息库，未对供应商信息新增和变更进行严格管控，可能造成供方信息管理混乱，甚至出现舞弊现象。

缺乏有效的供方资质监管机制，可能造成未能及时发现供方资质过期的情况，导致医院从无资质供方采购医用材料或药品，影响医疗服务质量。

未建立规范、完善的供方定期评审机制，未对供应商进行定期评估并根据评估结果采取相应措施，可能导致供应商问题未被及时反映并处理，为医疗安全及医院管理埋下隐患。

（3）控制措施

医院在建立与实施供方管理内部控制时，应当至少强化对下列关键方面或者关键环节的控制：

建立健全供方管理制度，规范供方管理流程，合理设置岗位，明确相关岗位职责权限，确保供方选择流程符合国家相关规定，不相容职责相互分离。

医院应设置药品、耗材试剂、设备等专业委员会，各专业委员会应发挥其指导、管理作用，对药品、耗材、试剂、医疗设备准入需求合理性与必要性进行把控。

供方选择须秉承公开、公平、公正原则，并严格遵守政府采购管理相关规定，按照采购物资的品类和金额选择适当的供方评选方式。采购方式包括询比价、公开招标、邀请招标、竞争性谈判、竞争性磋商等。

供方选择结果须按规定提交相关领导审批，选择过程须形成书面记录并归档保存。

医院须建立供方信息库，对供方主文档信息进行维护。

供方主文档信息的新增、变更、停用等须按医院规定权限和程序获得适当审批，审批过程应留下书面痕迹并归档保存。

供方主文档信息维护须经过独立人员复核方能生效，复核过程应留下书面痕迹。

所有供方均须提供相关资质证明文件。供方资质证明文件须由采购部门归档保管。应设立专人定期检查供方资质，对供方资质到期情况进行监控，资质文件的归档与监控均须形成书面记录。

采购管理部门应当综合各部门意见制定科学、合理的供应商评价标准，定期组织相关部门对供应商产品、资质、合同及订单履行情况、产品质量、售后服务、付款期限等进行评价，并根据评审结果拟定相应措施。

医院应当明确临时性采购的供应商选择程序，防范临时性采购过程中出现的供方选择、质量控制等风险。对于多次向其进行临时采购的供应商，应当及时进行供应商评审。

2. 采购合同及订单管理

（1）控制目标

采购合同及订单管理过程中应当至少关注以下控制目标：

采购预算和计划编制合理，采购活动按照医院业务计划有序开展。

采购申请充分、合理，相关审批程序规范、完善，采购的货物或服务符合业务需要。

采购业务须依法订立合同，合同经过适当审批，合同条款合理合法。

（2）主要风险

采购订单及合同管理环节的主要风险有：

采购预算和计划编制不合理，导致采购和医院业务活动相脱节，造成资金浪费或资产闲置等问题。

采购申请不充分、不合理，相关审批程序不规范、不正确，可能导致采购的货物或服务不符合业务需要，造成资产损失、资源浪费或舞弊现象发生。

采购订单或合同未经适当审批，影响合同条款的合理性与合法性，可能导致因重大差错、舞弊、欺诈等行为使医院利益受损。

（3）控制措施

医院在建立与实施采购合同及订单管理内部控制时，应当至少强化对下列关键方面或者关键环节的控制：

建立健全采购管理制度，合理设置岗位，明确相关岗位职责权限，确保采购申请与采购审批、采购申请与采购执行、采购合同及订单的编制与审核等不相容岗位相互分离。

采购部门须汇总各业务部门需求，合理编制采购计划和预算，并按规定提交相应权限人审批。

采购活动须依据采购计划和预算有序开展，超预算和预算外采购项目须按制度规定审批通过后方能执行。

采购申请须列明申请原因、采购要求、技术参数等关键信息，按规定获得预算归口管理部门、分管领导等相关部门及领导审批后方能交采购部门执行采购。

采购部门负责依据制度规定筛选供方。

紧急采购、突发采购须提交特殊审批程序，医院应当明确对紧急采购、突发性采购业务授权划分，在选择相关业务采购供应商时应当经过相关授权部门审批。

采购合同须列明交付、验收及结算条件，明确供方质量责任及承诺，明确退换货及索赔条款及信息保密条款等。

采购合同须按照医院合同规定进行审批与签订。

采购部门负责对采购过程文档进行归档，并牵头负责。

政府采购质疑投诉答复工作。

3. 采购验收管理

（1）控制目标

验收是指对采购物资和劳务进行检验接收，以确保其符合合同相关规定或产品质量要求。采购验收管理过程中应当至少关注以下控制目标：

验收标准明确，验收程序规范，接收的物资质量合格、数量正确。

采购物资得到及时入账，库存物资账实相符，财务信息真实完整。

有质量问题或积压的物资得到及时退换处理，避免由于超质保期不能退换而损害医院利益。

（2）主要风险

采购验收管理环节的主要风险有：

验收标准不明确，验收程序不规范，可能导致接收物资质量不合格、库存资产账实不符、出现舞弊等情况，导致医院遭受物资损失。

采购物资未及时入账，导致库存物资账实不符，无法准确进行结算，并影响财务信息的真实完整性。

有质量问题或积压的物资未得到及时退换处理，可能造成由于超过质保期而不能退换，导致医院遭受经济损失。

（3）控制措施

医院在建立与实施采购验收管理内部控制时，应当至少强化对下列关键方面或者关键环节的控制：

建立健全采购验收制度，合理设置岗位，明确相关岗位职责权限，确保采购执行与收货、收货与账务处理等不相容岗位相互分离。

验收人员须根据采购合同中约定的验收相关条款以及所购货物或服务等的品种、规格、数量、质量和其他相关内容进行验收，验收须留下书面记录并由各验收人员签字确认。

仓库/药库人员须按照国家规定，对相关医用材料及药品进行批次登记管理。

验收合格的货物或服务须由仓库/药库人员及时办理入库，编制入库单并归档保存。

入库单据每月应及时汇总至财务部门，由财务人员进行入账处理。对于货到票未到的情况，财务人员应进行专门统计和暂估。

验收过程中如发现异常情况，须立即向采购部门报告，采购部门须查明原因、及时处理，并形成书面记录归档保存。

4. 采购付款管理

（1）控制目标

付款是指医院在对采购预算、合同、相关单据凭证、审批程序等内容审核无误后，按照采购合同规定及时向供方办理支付款项的过程。采购付款管理过程中应当至少关注的控制目标是付款审核严格、付款方式恰当、付款金额控制合理。

（2）主要风险

采购付款管理环节的主要风险是付款审核不严格、付款方式不恰当、付款金额控制不严,可能导致医院遭受损失。

（3）控制措施

医院在建立与实施采购付款管理内部控制时,应当至少强化对下列关键方面或者关键环节的控制:

建立健全采购付款管理制度,合理设置岗位,明确相关岗位职责权限,确保采购付款申请与采购付款审批、采购付款执行与采购付款记账等不相容岗位相互分离。

采购人员应根据付款相关制度规定填写付款申请,并随附发票、入库单、合同等必要单据,提交相应权限人及财务处审核,审核无误后按照合同规定及时办理付款。

医院应指定独立人员定期对采购业务执行情况进行检查。

检查结果应与相关人员绩效考核挂钩。

（五）存货管理

本书所称存货,是指医院为开展医疗服务及其他活动而储存的低值易耗品、卫生材料、药品、其他材料等物资。本节主要论述存货日常管理环节风险及相应控制,包括存货接收、发出、日常监管、盘点及报废等。成本管理已在支出管理章节中阐述,此处不再赘述。

1. 存货日常管理

（1）控制目标

存货日常管理过程中应当至少关注以下控制目标:

存货收发被准确、完整、及时记录,物资账实相符。

物资存储安全,管理有序。

存货物资的报废经过适当审批。

医疗废弃物按照行政机构要求妥善处置。

（2）主要风险

存货正常管理环节的主要风险有:

存货物资收发未被及时准确记录,导致账实不符。

仓库/药库缺乏必要管理措施,可能导致物资丢失、变质或遭受意外灾害,给医院带来经济损失。

药品及物资的报废及处理未经过适当审批,可能因不合理报废造成浪费,甚至出现舞弊行为。

未对物资/药品的领用进行必要控制,或是审核不严格、手续不完备,可能导致物资出现过量或不当领用,造成耗占比及药占比增高。

医疗废弃物未按照行政机构要求妥善处置,可能导致医院遭受行政处罚。

缺少存货管理监督机制,导致非正常物资报废、盘亏等情况未能被及时发现。

（3）控制措施

医院在建立与实施存货日常管理内部控制时，应当至少强化对下列关键方面或者关键环节的控制：

建立健全存货日常管理制度，合理设置岗位，明确相关岗位职责权限，确保物资领用申请与领用审批、物资领用与实物保管、盘点监督与实物保管等不相容岗位相互分离。

仓库/药库须合理设置进入权限，安装监控、消防等安全设备。

应建立物资出入登记机制，并保留相关单据，确保物资收发均可追溯。

由专人对药品及其他特殊物资的有效期、保存状况进行监控，并进行定期检查。

物资领用均需经过适当审批，并进行妥善记录。

财务部门根据物资领用记录及时进行相应账务处理。

医疗废弃物须按国家相关规定委托具有资质的单位进行处理，并与其签订合同，明确相关权利与义务。

建立盘点清查制度，确定盘点周期、盘点流程、盘点方法等内容，定期盘点与不定期抽查应结合开展。

仓库人员须定期对库存进行盘点，由独立人员进行监盘。盘点须形成书面盘点记录，并由盘点人、监盘人签字确认。

盘点差异须按规定提交审批，仓库/药库人员根据审批意见进行相应处理，处理结果须经过独立人员复核。

物资报废须按医院规定获得相关部门及领导的审批后方能进行，审批需留下书面痕迹。

2. 案例分析

在公立医院运营过程中，耗材的消耗量是非常巨大的。但由于耗材的品种众多，价值差异极大，对耗材的存货管理是各大医院的重点也是难点之一。

以某大型公立医院为例，该院长期以来没有对耗材的领用设立限制条件，每月耗材消耗量都是以库存及采购变动数据计算得出。这种粗放的管理方式不仅无法防止耗材的错用、乱用、滥用，也无法实现有效的成本分析及管理。

为加强耗材使用的管控，该院在系统中对耗材领用进行了限制，对各科室的物资领用采取类别及预算双重管控。一方面，物资归口管理部门根据物资类别确定可领用科室，只有拥有领用权限的科室方可申请领用相应物资。另一方面，物资归口管理部门对各科室物资领用采取预算总额控制，超过预算后，需按预算外事项上报相关领导审批方可领用。

除此之外，绩效管理处还在积极推进医疗成本管理项目，探索以临床医疗路径为切入点，提升医院成本管理效果。

（六）固定资产及无形资产管理

本章节主要阐述医院的固定资产和无形资产管理流程中的风险及相应控制。医院固定资产通常包括房屋建筑、医疗设备、通用设备（非医疗用大型设备）、办公物资（如家具、电子设备），无形资产主要指软件。下文将固定资产及无形资产并称为资产。医院应当根据各类资产特点，分析、归纳、设计合理的业务流程，查找管理薄弱环节，健全全面风险管控措施，保证资产安全、完整、高效运行。

资产管理流程主要包括资产获得与验收、日常管理维护及处置等业务环节。

1. 固定资产及无形资产的取得与验收

（1）控制目标

医院固定资产及无形资产主要通过外购、自行建造、接受捐赠等途径获得。在取得与验收环节中，相关部门应当至少关注以下控制目标：

医院通过合理、合法、公平、公开途径获得资产。

资产质量符合医院医疗或管理相关需求。

资产登记内容完整，资产账实相符。

（2）主要风险

资产取得及验收环节的主要风险如下：

资产的获取未按照医院或国家相关规定履行必要的审批手续或法律程序，可能导致医院未能合法取得资产所有权及使用权或是未能有效防范舞弊事项发生。

新增资产验收程序不规范，可能导致资产质量不符合要求，进而影响资产运行。

资产登记内容不完整，可能导致资产流失、资产信息失真、账实不符。

（3）控制措施

医院在建立与实施资产管理内部控制时，应当至少强化对下列关键方面或者关键环节的控制：

建立、完善资产管理制度，明确各类资产获取方式的管理要求，对于外购资产，医院应根据外购资产类型、金额、资金来源的不同设计相应购置流程。

资产归口管理部门应负责对资产新增需求合理性进行评估，并根据资产价值报相应权限人审批后，方可执行相关业务。

对于由政府统一招标采购的设备，应在制度中明确相关部门管理职责。

医院应对供应商资质情况进行检查。

外购资产应签订合同，明确合同标的、结算条件、售后服务等合同要素。

对于自行建造的资产，医院需根据会计准则要求，在资产达到预定可使用状态时，启动验收转固流程。

外单位捐赠资产应由专门部门负责与捐赠单位进行对接，讨论捐赠事项，签订捐赠协议，明确双方权利与义务。

建立严格的资产验收制度。对于外购或接受捐赠的资产，医院应当根据合同、供应商发货单等对资产品种、规格、数量、质量、技术要求及其他内容进行验收，出具验收单，编制验收报告。

如为医疗设备，临床科室应指派相应人员参与资产验收。

对于自行建造的资产，应由建造部门、资产管理部门、使用部门共同填制《固定资产移交使用验收单》，验收合格后移交使用部门投入使用。

未通过验收的不合格资产，不得接收，必须按照合同等有关规定办理退换货或采取其他弥补措施。

对于具有权属证明的资产，取得时必须有合法的权属证书。

验收过程应被妥善记录。验收凭证须及时传递至财务部门，确保入账入库的准确性和及时性。

资产验收合格后，资产管理人员须及时办理入库，编制入库单，创建资产卡片，登记资产信息。

资产入库单须及时交财务部门进行相关账务处理。

2.资产日常管理

（1）控制目标

资产日常管理主要包括资产登记造册、维护维修、资产清查等。资产日常管理环节中，应当至少关注以下控制目标：

资产信息被妥善记录，以便于资产统计、检查及后续管理。

资产运行平稳，确保医疗及其他业务活动正常进行。

资产折旧／摊销应真实、准确、完整地记录在恰当的会计期间。

资产调拨获得合理审批，调拨信息得到及时更新，资产账实相符。

资产被妥善保管，账实相符。

盘点差异得到及时、适当的处理。

（2）主要风险

资产日常管理环节主要风险如下：

资产登记内容不完整，可能导致资产流失、资产信息失真、账实不符。

资产操作不当、失修或未经适当维护，可能造成资产使用效率低下，影响医疗服务效率和效果，甚至发生事故。

资产折旧／摊销未能真实、准确、完整地记录在恰当的会计期间，导致财务报表错报漏报。

资产调拨缺少合理审批或未及时更新资产信息，导致医院资产账实不符，可能出现资产不当流失。

未能及时发现资产丢失、毁损等情况，造成账实不符。

未查清盘点差异原因、追究责任，未对差异进行及时、妥善处理，可能导致资产不当流失，造成账实不符。

（3）控制措施

根据资产定义，结合自身实际情况，制定资产目录，列明资产编号、名称、种类、所在地点、使用部门、责任人、数量、账面价值、使用年限等内容，并按照单项资产建立资产卡片及资产标签。

资产卡片应在资产编号上与资产目录保持对应关系，详细记录各项资产的来源、验收、使用地点、责任部门和责任人、运转、维修、折旧、盘点等相关内容。资产标签应张贴在明显位置，便于资产的有效识别。资产目录和卡片均应定期或不定期复核，保证信息真实和完整。

建立严格的资产日常运行维护管理制度。资产使用部门及归口管理部门负责资产日常维护工作，资产维修保养计划须按规定获得相关部门及领导审批，归口管理部门按时对设备进行维修保养。

使用部门须及时上报设备运转异常情况；资产归口管理部门须对医疗设备及重要的非医疗设备进行定期巡检，并保留相应巡检记录，巡检情况须得到独立部门的监督检查。

医院须依据国家有关规定，结合医院实际，确定资产折旧/摊销政策，财务部门须将资产折旧/摊销真实、准确、完整地记录在恰当的会计期间。

医院对于资产的内部调拨，须填制《资产内部调拨单》，明确资产调拨时间、调拨地点、编号、名称、规格、型号等，经有关负责人审批通过后，及时办理调拨手续。

建立盘点清查制度，确定盘点周期、盘点流程、盘点方法等内容，定期盘点与不定期抽查应结合开展。

资产归口管理部门应组织财务部门与资产的使用部门共同进行资产的盘点清查，明确资产使用情况，确保实物、资产卡片、财务账目信息一致。盘点清查工作每年至少进行一次。盘点清查前应编制清查方案。盘点清查结束后，盘点人员需要编制《固定资产盘点清查报告》（以下简称《清查报告》），相关部门需就《清查报告》内容进行沟通，确保真实性、准确性。

盘点清查过程中发现的问题（盘盈或盘亏），资产归口管理部门应分析原因、追究责任，并根据管理要求上报审批。报告审核通过后，财务部门应及时调整资产账面价值，确保账实相符。盘点差异处理的审批、复核须留下书面痕迹。

3. 资产处置

（1）控制目标

资产处置环节中，应当至少关注以下控制目标：

以适当方式处置资产，最大程度保障医院利益。

资产处置事项及时入账，保证账实相符。

资产处置/报废经合理审批，报废处理恰当。

（2）主要风险

资产处置方式不合理，可能造成经济损失。

资产处置款项未能及时收回，或资产处置事项未能及时入账，造成账实不符。

资产处置/报废未经合理审批，可能导致报废处理不当，导致国有资产流失。

（3）控制措施

医院应当根据上级主管部门相关要求，建立健全本院资产处置相关制度，明确资产处置范围、标准、程序和审批权限，保证资产处置的科学性。

资产报废申请须根据医院规定获得相应审批后进行处理，报废申请与审批须留下书面记录并归档保存。

资产处置须由独立于资产使用部门的其他部门或人员办理。

资产处置完成后，相关单据应及时传递至财务部门，由财务部门进行相关账务处理，确保资产账实相符。

第三节 内部控制评价

一、监督评价目的及原则

（一）监督评价的目的

建立评价机制的主要目的是评估医院内部控制体系整体有效性。评价机制是内部控制体系的重要一环，是保障内部控制制度科学合理、内部控制工作落到实处的关键。

监督评价工作可分为内部控制自评工作与审计部门独立检查两类。其区别在于：内部控制自评工作是针对内部控制体系开展的全面性评价工作，而独立检查则是由独立人员开展的、针对某一事项或个人的检查工作；内部控制自评是内部控制闭环管理常规工作之一，而独立检查则是不定期开展的活动，两者互为补充。由于审计部门开展的检查工作通常带有项目特殊性，因此本书不再展开阐述，下文所称监督评价主要指内部控制自评工作。

监督评价工作主要针对如下几方面内容：

内部控制制度是否得到执行。

内部控制标准是否得到应用。

内部控制组织工作是否合理。

内部控制一系列流程是否贯彻实施。

监督机制是否适当且有效运行。

（二）监督评价的原则

医院监督评价工作的开展应遵循如下原则：

全面性原则。内部控制监督评价应覆盖内部控制的设计与运行，涵盖医院各类业务和事项。

重要性原则。在全面评价的基础上，内部控制评价应重点关注重要业务流程、重大业务事项和高风险领域，如"三重一大"事项的审批、不相容职责分离、资产与资金管理等。

客观性原则。内部控制评价应以事实为依据，客观揭示医院运营管理的风险状况，如实反映内部控制有效性、统一性原则。内部控制评价应采用统一的评价方法和标准，保证评价结果在不同部门间或同一部门不同时期具有可比性。

二、内部控制自评工作步骤及标准

（一）工作方案及缺陷认定

风控办公室是医院内部控制评价牵头部门，应依据医院整体控制目标，组织制订内部控制自评工作方案，明确评价范围、组织、标准、方法和进度安排等内容，经风控委员会审批后下发实施。医院每年应至少进行一次全面的内部控制体系评价工作。

1. 评价范围

在制订评价工作方案时，风控办公室应根据评价工作整体安排，明确工作范围及关注重点。医院可根据项目时间要求及资源配置情况，灵活确定评价范围，既可以在一次评价工作中对全业务流程框架中的所有流程进行评价，也可以分阶段每次选择部分业务流程进行评价。

2. 人员组织

风控办公室可联合相关业务部门组建内控评价工作组。必要时，医院可聘请具备相应资质的咨询机构协助工作。

提高评价结果的客观性。评价工作应遵循回避原则，内部控制评价工作人员如因特殊情况无法回避的，应说明安排理由以及保证评价结论客观的措施。

3. 评价方法

内部控制评价方法多种多样，其中常用的评价方法主要包括个别访谈法、穿行测试法、控制测试法、实地查验法、数据分析法、专题讨论法等。评价小组应根据评价流程特点、风险重要程度，灵活选用一种或几种评价方法，以提高评价工作的效率和效果。

（1）个别访谈法

个别访谈法主要用于了解内部控制现状。访谈前评价人员应根据内部控制评价需求形成访谈提纲，记录访谈内容并撰写访谈纪要。

（2）穿行测试法

穿行测试法是指任意选取一笔交易作为样本，追踪该交易从最初起源到最终在财务报表或其他经营管理报告中反映的全过程。穿行测试主要用于了解业务流程，并评价控制设计的有效性。

（3）控制测试法

控制测试法是指在一定时期内，根据一定抽样标准选取测试样本，并检查业务是否按照内部控制规定有效执行。控制测试用于评价设计有效的控制点的实际执行情况。抽样分为随机抽样和其他抽样。随机抽样是指按随机原则从测试期间发生的所有业务中抽取一定数量的样本，其他抽样是指人工任意或按某一特定标准从样本库中抽取一定数量的样本。抽样数量可根据业务发生频率确定。

（4）实地查验法

实地查验法是指通过实地检查的方法，对业务实际执行情况进行检查，最常见的实地查验法是盘点。

（5）数据分析法

数据分析法是指通过趋势分析、行业对标等方式，分析内部控制体系的变动趋势或管理弱点。

4. 缺陷认定

通过评价，评价工作组可能会发现医院现有内部控制体系运行过程中存在问题，而其中可能影响医院目标实现的问题就被认定为内部控制缺陷。

内部控制缺陷分为设计缺陷和执行缺陷。

设计缺陷是指在内部控制设计时，缺少实现控制目标的必要措施或现有措施不能满足控制要求，表现为规章制度缺失、不相容职责未有效分离、控制设计不合理等。

执行缺陷是指设计合理及有效的内部控制未被正确执行，表现为未按设计方式运行、执行人因未获得必要授权或缺乏胜任能力无法实施等。

根据内控缺陷潜在负面影响的性质、范围等因素，评价工作组可以从偏离目标的可能性与影响程度两个维度评价内控缺陷严重性，并据此组织制定统一的重大缺陷、重要缺陷和一般缺陷认定标准。三种缺陷定义如下：

（1）重大缺陷

重大缺陷是指一个或多个内部控制缺陷的组合，可能导致医院严重偏离控制目标。凡有下列情形之一的，内部控制可能存在重大缺陷：

缺乏民主决策程序或决策程序不科学。

内部控制环境失效。

领导层成员发生舞弊。

未能及时发现或有效应对重大风险，造成严重后果。

违反国家法律、法规有关规定。

内部控制监督失效。

关键岗位人员流失严重。

在主要媒体出现负面新闻。

发生重大医疗事故。

重要业务管理或操作人员明显不胜任。

制度缺失、设计不合理或系统性失效，对医院运营活动产生重大影响。

（2）重要缺陷

重要缺陷是指一个或多个内部控制缺陷的组合，其严重程度和经济后果低于重大缺陷，但仍有可能导致医院偏离控制目标。凡有下列情形之一的，内部控制可能存在重要缺陷：

管理决策程序不完善。

未能及时发现或有效应对重大风险，尚未造成一定后果。

各类管理报告中存在重要错报。

内部控制监督不力。

部门自评价报告与实际不符或故意隐瞒信息。

人员流失较多，对运营产生一定影响。

在媒体出现负面新闻。

业务管理或操作人员不胜任。

制度缺失或设计不合理，对部分运营活动产生重要影响。

（3）一般缺陷

由于控制设计不合理或执行不到位，造成负面影响和目标偏离，未构成重大或重要缺陷的，通常认定为一般缺陷。

认定标准一经确定，在不同评价期间应保持一致，未经批准不得随意变更。

（二）评价手册编制与修订

内部控制评价手册是内部控制评价方法和标准的系统化文件。风控办公室可以统一制定内部控制评价手册模版来提高内部控制评价工作的规范性和标准化程度。

内部控制评价手册结构上可分为以下两个层面：

单位层面控制评价：对医院总体控制目标实现具有重大影响，与组织机构、发展战略、人力资源、社会责任、单位文化、内部监督直接相关的控制进行的评价。

业务层面控制评价：综合运用各种评价方法与工具，针对各专业内部控制流程控制点进行的评价。

两个层面控制评价均应包括以下内容：

控制点相关信息，包括控制点编号、控制描述、控制类型、控制频率等，与内部控制流程手册信息保持一致。

控制测试方法与程序：明确测试时应采用的方法，明确不同管理层级的具体控制点在测试时应执行的测试步骤。

内控评价手册模版应由相关业务部门会签后提交风控委员会审批后发布。内部控制评价手册模板应按以下要求编写：

应保证控制测试程序完整性，覆盖内部控制流程手册中所有关键控制点。

为保证内部控制评价效率，单次测试能够覆盖多个控制频率相同的控制点时，应合并为一项测试程序。

属于业务系统（IT）控制类型的控制点不应与其他类型控制点合并编制测试程序。

应根据测试需要选择一个或多个适用的测试方法。

测试程序应明确所需证据名称和具体测试步骤。

测试要点应明确各测试步骤所要实现的具体目标。

凡有下列情形之一的，应及时组织修订内部控制评价手册：

国家有关法律法规、行业监管政策或医院相关制度等变动，造成内部控制评价手册某些内容不再适用的。

组织机构、业务流程、信息系统等变化，造成相关内部控制评价程序发生改变的。

其他需要修订的情形。

风控办公室应组织相关业务部门参与修订评审，并针对内部控制评价手册修订出具评审意见。涉及内容调整的，风控办公室应根据评审意见及时修订内部控制评价手册，会签相关业务部门，报风控管理委员审批后执行。

（三）工作开展程序

1. 现场工作开展

内部控制评价工作组根据工作方案，依据内部控制评价手册开展内部控制评价工作。评价人员通过询问、观察、检查、重新执行等方法，了解实际业务执行情况，并评价内部控制设计有效性。对于设计有效的控制点，评价人员应采取控制测试或实地查验等方法，评价控制执行有效性。

内部控制评价人员应收集内部控制有效性评价证据，填写评价工作底稿，全面查找内部控制缺陷。医院应建立内部控制评价工作档案管理制度，评价的有关文件资料、工作底稿、证明材料应由风控办公室统一整理、妥善保管。

2. 形成评价报告

对于评价过程中发现的内部控制缺陷，评价工作组应与相关业务部门进一步沟通，发掘问题成因，拟定改进建议，编制评价报告。

第一，内部控制评价报告的内容包括但不限于：

内部控制评价依据、范围、程序和方法。

内部控制缺陷及认定情况。

内部控制缺陷整改责任部门及岗位、整改计划及措施、

整改截止日期及有效运行期。

内部控制有效性结论。

第二，内部控制评价报告应依据内部控制缺陷认定标准确定缺陷性质和影响，形成内部控制评价结论，分为以下类型：

内部控制有效。指不存在内部控制缺陷以及单个或若干个内部控制缺陷的组合仅构成一个或多个一般缺陷，应出具有效性结论。

内部控制有效但需补充说明。指单个或若干个内部控制缺陷的组合构成一个或多个重要缺陷，但是尚未达到重大缺陷，可出具有效性结论，但应在内部控制评价报告中对存在的重要缺陷予以说明，包括重要缺陷性质、原因、影响程度及不认定为重大缺陷的理由。

内部控制无效。指单个或若干个内部控制缺陷组合构成一个或多个重大缺陷，应出具无效性结论。

第三，年度内部控制评价报告基准日为每年 12 月 31 日。

3. 内部控制缺陷的整改

内部控制缺陷报告经风控委员会审议后，风控办公室应将缺陷分专业或部门进行梳理，并下

发相关部门负责人进行整改。风控办公室应定期跟进各部门的缺陷整改情况。整改后的控制点需根据控制点运行频率保证以下有效运行期，方可针对整改情况进行再测试。

运行频率为每天一次或多次的控制活动，至少应运行 25 次 /15 天。

每周一次的控制活动，至少运行 5 周。

每月一次的控制活动，至少运行 2 个月。

每季度运行一次的控制活动，至少运行 2 个季度。

有效运行期满后，各业务部门对整改后的控制执行情况进行再测试，确认整改结构后组织编制内部控制评价报告，报风控管理委员会审议。未经再测试或未获得有效执行证据的，不得认定原内部控制缺陷事项已整改完成。

（四）考核与责任追究

医院应将内部控制流程设计与执行、风险管理、规章制度执行等情况统一纳入内部控制评价范围，出具评价结论，评价结果纳入部门与职工绩效考核体系。同时医院还应建立健全内部控制责任追究机制，对存在内部控制缺陷导致重大损失的，医院将依据有关规定追究主要负责人和直接责任人的责任。

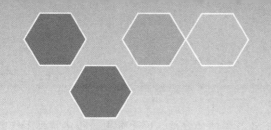

第六章 成本管理

第一节 政策背景及意义

成本管理是指医院对医疗服务过程中所发生的费用有组织、有系统进行成本预测、成本计划、成本分析、成本控制、成本考核、成本评价等一系列科学管理的工作。

一、成本管理的任务和目的

成本管理，是医院管理工作中一个重要组成部分。它对于增收节支、巩固经济核算、改进医院管理、提高医院服务能力有极为重要的作用。

（一）成本管理的任务

成本管理的任务为：通过成本来计划和控制经济活动，使医院管理者做出正确决策，从而使降低成本成为可能；要求广大职工共同努力，从而使成本降低成为现实。

（二）成本管理的目的

成本管理的目的是：在于组织和动员全院职工，在保证医疗质量的前提下，挖掘降低成本的潜力，达到以最少的消耗取得更大的经济效果。

进行成本管理，要实行指标分解、层层落实、分级分口管理的制度，使降低成本任务从组织上得到保证，和贯彻落实经济责任制结合起来。

进行成本管理必须树立全局观念，不能只看到本医院的利益，要维护医院的公益性，要在提高医疗和服务质量的基础上，减少消耗，降低成本。

成本的高低，是医院医疗服务能力、技术水平和经营管理水平的综合反映。因此，成本管理的范围不能限于经营耗费活动，还应扩及医疗服务流程设计、专用医疗设备规划、人员合理配置、医疗环境改善、医疗服务水平提高等各个领域。参加成本管理的人员也不能限于成本管理的专职人员，还应扩及全院医护人员、各职能部门的管理人员，这样才能做到成本形成的全过程管理和医院的全员管理。从而最大限度地调动职工群众关心成本的积极性，最大限度地挖掘医院降低成本的潜力。

（三）成本管理应注意的问题

成本管理的最终目标是创造最大的经济效益和社会效益，但不能触及很多管理工作的底线，在成本管理过程中，要注意避免出现以下问题。

1. 不能触犯法律法规

为追求低成本高收益而违反了国家的法律法规，不管这种违法行为的初衷是为了医院还是为了个人，医院领导和具体工作人员都将受到法律的制裁。

2. 不能以降低医疗质量为代价

为降低成本而使最终提供医疗服务的质量大打折扣，只能得到短期的收益而损害的是医院最重要的信誉和品牌形象，最终会导致顾客满意度的下降。

3. 不能侵害员工利益

医院员工在一定程度上是医院的内部顾客，员工的利益是否能得到保障直接影响员工对医院的忠诚度，这是医院核心竞争力的一部分。如果成本管理侵害了员工的应得利益，则员工对医院的忠诚度下降，影响医院的核心竞争力。

二、医院成本管理方法

针对成本管理的内容和重要性，出现了很多先进的成本管理理论和方法，在实际成本管理工作中卓见成效。

（一）战略成本管理

战略成本管理的目标是为制定战略服务，所以视角高度要高于一般的成本管理方法，从战略的高度对医院各项成本行为、成本结构实施全面了解、分析、控制，为医院战略管理提供决策信息。同时，分析竞争对手的成本资料，可以全面了解行业内部的全面情况。

1. 战略成本分析

按照分析侧重点的不同，战略成本分析可分为价值链分析、成本动因分析、成本SWOT分析等。

（1）价值链分析

把整个的经营过程看成一环扣一环的链条，从最初接收病人到治愈病人出院，把这个过程分成多个环节，分析每一个环节加入后的总成本，就是这个价值链的总成本。从而形成竞争战略上的价值链。

（2）成本动因分析

成本动因包括与医院具体医疗服务相关的成本动因，称为微观层次的成本动因，还包括与战略层面密切相关的成本动因，称为宏观层次的成本动因。成本动因分析是对以上两个层次的动因从结构性角度和执行性角度分析成本驱动因素对价值链的影响，最终提高各种资源的能动性和最优配比组合。

（3）成本SWOT分析

成本SWOT分析，即成本的优势—劣势—机会—挑战（SWOT）分析。对医院外部环境与内部条件的分析，明确医院可利用的机会和可能面临的风险，并将这些机会和风险与医院的优势和缺点结合起来，形成医院成本控制的不同战略措施。优势和劣势是从医院的内部，机会和挑战是从医院的外部，分别从内部、外部两个维度，正面、负面两个方向，共四个方面进行分析，全面了解医院的成本状况，从而选择可行的备选战略。

2.制定成本战略

依据不同的成本状况选择不同的战略定位，可以采取的战略有成本领先战略、差异化战略、整合战略等。

（1）成本领先战略

是本医院的成本在同类医院中实现最低，从而实现竞争优势。

（2）差异化战略

是本医院能够提供有别于其他医院的医疗项目，做到独一无二，取得竞争优势。

（3）整合战略

通过横向整合扩大医院的业务规模，通过纵向整合扩大医院的业务范围，可以改变医院的价值链，改变成本的构成，取得成本优势。

（二）全面成本管理

全面成本管理是运用成本管理的基本原理与方法体系，依据现代医院成本运动规律，以优化成本投入、改善成本结构、规避成本风险为主要目的，对医院经营管理活动实行全过程、广义性、动态性、多维性成本控制的基本理论、思想体系、管理制度、机制和行为方式。所谓"全面"包括三个方面，即全员、全面、全过程，亦称为全面成本管理的"三全性"。

全面成本管理的核心内容包括财务管理、顾客管理、工作过程管理、学习与培训管理四个部分。

1.财务管理

以权责发生制为基础进行财务目标管理，注重在不同阶段制定分阶段化财务目标。同时，在进行财务分析时，注重多指标的全面分析，既要分析直接效益，也要分析间接效益。

2.顾客管理

秉承顾客永远是上帝的宗旨，重视顾客满意度的调查，把顾客满意度作为评价质量的重要指标。

3.工作过程管理

工作过程即医院内部业务流程，整个过程的规范和低成本运作是管理的重点。

4.学习与培训管理

是人力资源管理的一部分，是提高医院核心竞争力的重要举措，是实现全员参与成本管理的关键。

在全面成本管理的主要内容中，财务管理是最终目标，顾客管理是关键，医院工作过程管理是基础。医院学习与培训管理是核心。四者相互作用，相互影响。

（三）作业成本管理

作业成本管理是以提高客户价值、增加医院经济效益为目的，基于作业成本法的一种新型集中化管理方法。它通过对作业及作业成本的确认、计量，最终计算医院成本，同时将成本计算深入到作业层次，对医院所有作业活动追踪并动态反映，进行成本链分析，为医院决策提供准确信息；指导医院有效地执行必要的作业，消除和精简不能创造价值的作业，从而达到降低成本，提高效率的目的。

作业成本管理的主要框架包括资源、作业、成本对象、成本动因四个部分。

1. 资源

泛指各项费用的总体。作为分配对象的资源就是消耗的费用，也可以理解为每一笔费用。资源如果直接面向作业和成本对象分配，就是传统成本法的直接材料。

2. 作业

作业是指在一个组织内为了完成某一目标所进行的耗费资源的工作。作业是作业成本管理的核心要素。

3. 成本对象

成本对象是医院需要计量成本的对象。根据医院的需要，可以按不同成本范围确定成本对象。

4. 成本动因

成本动因是解释发生成本的作业特性的计量指标，反映作业所耗用的成本或其他作业所耗用的作业量。

三、医院成本管理的内容

医院成本管理是管理者为了满足患者需求而采取的持续削减和控制成本的一系列行动。主要包括医院成本分析、医院成本控制、医院成本计算、医院成本考评、医院成本审计等内容。

（一）医院成本分析

医院成本分析是指医院依据成本核算的结果，对照目标成本或标准成本，采取趋势分析、结构分析、本量利分析、比较分析等分析方法及时分析实际成本变动情况及原因，把握成本变动规律，提高成本效率。

（二）医院成本控制

医院成本控制是指医院在医疗服务的过程中，按照既定的成本目标，对构成医疗服务成本的一切耗费进行严格的计算、考核和监督，并采取有效措施把医疗服务的成本限制在预定的目标范围内，从而实现成本目标。成本控制是医院运营过程中成本管理的重要环节，是医院落实成本目标、实现预算的有利保证。

（三）医院成本计算

医院成本计算的内容建立和加强成本计算的基础工作；拟定科学的成本核算规程，严格执行成本开支范围，采用适当的成本计算方法，真实、及时地反映实际成本水平。

（四）医院成本考评

医院成本考评是指对医院成本计划的执行效果及成本责任者工作责任履行情况的考核。成本考评包含两层意思：第一层是指对成本计划执行效果的考核，即根据预先设定的计划成本，然后按实际完成情况，计算出有关成本降低额和成本降低率指标。第二层是指对成本责任者工作责任的考核，即对有关成本管理人员的工作履行情况，严格考核其是否尽职尽责。

（五）医院成本审计

医院成本审计是成本管理工作的最后一个环节，是对成本核算真实性的检验。成本审计的一般程序包括准备阶段、测试阶段、执行阶段和总结阶段。成本审计方法有顺查法、逆查法、核对法、审阅法、分析法、查询法、普查法、抽查法等。

第二节 成本核算

医院成本核算程序主要是对成本核算单元的确定、成本项目的构成、成本数据的归集、成本费用的分配。这是成本核算的重要内容和关键环节。

一、核算单元的确定

核算单元是基于医院业务性质及自身管理特点而划分的成本核算基础单位。每个核算单元应能单独计量所有收入、归集各项费用。财务部门为每个核算单元建立会计核算账户。核算单元的确定，为最终获得真实有效的核算数据、实施绩效考核、实现医院目标管理奠定了基础。核算单元具体分以下五类：

（一）临床服务类（以下简称临床科室）

临床服务类指直接为病人提供医疗服务，并能体现最终医疗结果，完整反映医疗成本的科室，包括门诊科室、住院科室等。其成本既包括本身发生的直接成本，也包括其他类单元分摊而来的间接成本，是医院末端全部成本的综合反映。它有两个先决条件：一是该单元的医生要有开单权（收入的确认），二是该单元要有收入。有开单权的科室只能是临床服务类，但是现在的难题在于有些个别医院执行科室也开单，这是必须规范的问题。关于收入的确认，按开单科室和执行科室的划分，有的医院按一定的比例划分，二八分或三七开；有的医院是采取"双百记账法"这是美国医院的一种做法，既开单科室记100，执行科室也记100。开单科室的100作为医院收入的确认，执行科室的100作为内部考核来用，它是不重复记账的，更符合全成本核算的原则。

（二）医疗技术类（以下简称医技科室）

医疗技术类指为临床服务类科室及病人提供医疗技术服务的科室，包括放射、超声、检验、血库、手术、麻醉、药事、实验室、营养食堂等科室。由于该类单元作为一个医疗检查、治疗项目的执行单元，只是提供医疗服务过程中的中间服务，并不体现医疗服务的最终产品。医技类单元主要服务对象是直接医疗类单元和病人，并且提供医疗技术类服务，划分时应与医辅类单元进行区分。划分为医技类的单元，在成本核算上本来是不应该有收入的，但在科室分析时，可以通过执行收入（即该类单元为直接医疗类单元执行的各类检查、治疗和药品收入）来反映该类单元自身的经营状况。

（三）医疗辅助类（以下简称医辅科室）

医疗辅助类是服务于临床服务类和医疗技术类科室，为其提供动力、生产、加工、消毒等辅助服务的科室，包括动力、消毒供应、病案、材料库房、门诊挂号收费、住院结算等核算科室。医辅类单元按照服务对象的不同又可细分为全院医辅单元如电工组、挂号室。医辅类单元易与管理类单元混淆，其划分的依据在于该核算单元要有可以量化的工作和服务，如内部服务价格、门急诊人次、住院床日数、汽车行驶公里数等，它们将作为该核算单元成本分摊的依据，按谁收益谁分摊的原则向其他单元分摊。

（四）行政后勤类

行政后勤类是除临床服务、医疗技术和医疗辅助类科室之外的，从事行政后勤业务工作的科室，包括行政、后勤、科教管理等科室。这类单元是全院性的行政后勤管理部门，其成本一般按单元人员数均分或按核算单元数全院均分。

（五）科研教学类

科研教学类指医院内部从事科研及对外教学的单元。如实验研究部等。这类单元应接受全院公摊成本、医辅单元成本、管理单元成本的分摊，同时其成本也不再向直接医疗类单元分摊，而最终体现为医院科研教学研究的投入量。

二、成本项目的构成

医院经营过程中的耗量是各种各样的，为了科学地进行成本管理，需要对种类繁多的费用进行合理分类，应对费用的经济内容采取基本的标准分类。对此，财政部在制定新的《医院会计制度》时，一方面考虑医疗业务支出的分类，另一方面也兼顾医疗成本的分类，统一规定了医疗成本项目。医院成本核算一般可设立以下七个项目：人员经费、卫生材料费、药品费、固定资产折旧费、无形资产摊销费、提取医疗风险基金、其他费用。

（一）人员经费

人员经费是指医院各科室发生的工资福利支出、对个人和家庭的补助支出。工资福利支出包括基本工资、津贴补贴、奖金、社会保障缴费、伙食补助费、绩效工资和其他工资福利支出。对个人和家庭的补助支出包括离休费、退休费、退职费、抚恤和生活补助、救济费、医疗费、住房公积金、住房补贴、助学金和其他对个人和家庭的补助支出。

（二）卫生材料费

卫生材料费是指医院业务科室发生的卫生材料耗费。卫生材料主要包括：血液材料、氧气、放射材料、化验材料、试剂、高值材料、其他卫生材料等。其中高值耗材一般的理解是指对安全至关重要、生产使用必须严格控制、限于某些介入性、植入性专科使用且价格相对较高的消耗性材料。高值耗材是卫生材料成本管理的重点。

（三）药品费

药品费是指医院业务科室发生的药品耗费。包括：西药费、中成药、中草药。

（四）固定资产折旧费

固定资产折旧费是指按规定提取的固定资产折旧。固定资产折旧是按不同的资金来源进行费用的归集，用医院自有资金购买固定资产提取折旧按照用途分别借记"医疗业务成本""管理费用""其他支出"科目，贷记"累计折旧"科目。用财政资金和科教项目资金提取折旧借记"待冲基金"科目、贷记"累计折旧"科目。而这里核算的固定资产折旧费是不包含用财政资金和科教项目资金形成的固定资产提取的折旧。根据医疗全成本核算要求，最后算医疗全成本和医院全成本时，还应加上用财政资金和科教项目资金提取的固定资产折旧。

（五）无形资产摊销费

无形资产摊销费是指按规定计提的无形资产摊销。无形资产摊销的成本核算与固定资产折旧按不同的资金来源处理方式是一样的。

（六）提取医疗风险基金

提取医疗风险基金是指按规定计提的医疗风险基金。医疗技术是一种具有较高风险的技术，患者在接受治疗的同时承受着因治疗失败可能带来的损害。对于同一病种的治疗方案、治疗方式都可能存在不同。同时，患者的个人状况也存在差异，即使是完全相同的医护人员、完全相同的治疗方案、完全相同的病种对于不同患者也可能产生不同的效果．医疗纠纷时有发生。会计制度在"专用基金"科目下新增了"医疗风险基金"二级明细科目，目前是对医疗风险带来的损失做出的初步估计。"医疗风险基金"是指从医疗支出中计提，专门用于支付医院购买医疗风险保险发生的支出或实际发生的医疗事故赔偿的资金。医院累计提取的医疗风险基金比例不应超过当年医疗收入的 1% ~ 3%．具体比例可由各省（自治区、直辖市）财政部门会同主管部门（或举办单位）根据当地实际情况制定。

（七）管理费用

管理费用是指医院行政及后勤管理部门为组织管理医疗、科研、教学业务活动而发生的各项费用，包括行政及后勤部门发生的人员经费、公用经费、医院统一负担的离退休人员经费、坏账损失、银行存款利息支出、汇兑损益、印花税等。

（八）其他费用

其他费用是指人员经费、卫生材料费、药品费、固定资产折旧费、无形资产摊销费、提取医疗风险基金以外发生的费用，包括办公费、水电费、邮电费、取暖费、公务用车运行维护费、差旅费、培训费、福利费、工会经费及其他费用等。

三、成本数据的归集

医院成本管理最基本的核算对象是科室成本，而科室发生的费用有的可以直接记录，有的是几个以上科室共同发生的费用，需要采用一定方法进行分别归集，下面按照成本项目分别说明科室共同费用的归集方法。

（一）人员经费

按核算科室对全院人员进行定位，将员工发生的各项工资福利性支出直接计入该核算科室的成本，一般以"员工号"来定义进入科室。（"员工号"的编制是因为医院内相同名字人员很多，因此给每个员工一个编号）

对于门诊和病房实行一条龙管理的医院，一般医生都固定在病房，轮流出门诊，在门诊的成本中未体现人力成本，这种情况应根据实际工作量，将病房的人力成本分割给门诊。

对于护士实行垂直管理的医院，一个护理单元的护士可能为两个以上的病房提供护理服务，因此，护士的人力成本按床位数比例进行分摊。

（二）药品费

按药品进价计入核算科室的药品成本。月末结转药品销售成本是按照药品的实际成本进行结转，该成本是由药房提供的，不能按药品销售比例进行结转。

（三）卫生材料费

按各核算科室消耗的材料费用直接计入本科室成本。然而，目前医院的信息系统中除药品外的库存物资有的只设有一级仓库，各科室从仓库领用的库存物资一经确认，即列为当月的材料支出，而实际情况往往是科室领用的材料未必当月就耗用完或当月就卖出，这样就容易造成收入与支出不配比，科室成本核算也不够真实的情况。为了能够避免这种情况的发生，建议在医院信息系统中增加二级仓库，即原有的仓库为一级仓库，增设各领用科室（主要指临床、医技科室）为二级仓库，领用科室从一级仓库确认领用的材料不再反映为支出，而是相应增加该科室的物资库存，各科室可指定一名人员负责本科室的物资库存管理，将材料的实际发出计入消耗，对未实际发生的视为库存不得计入卫生材料成本。业务量大的科室可以在月末采用倒挤的方法一次确定领用量和金额，财务科月末根据二级仓库的出库汇总表中的数量反映当月材料支出。

影响卫生材料成本最大的高值耗材，为防止高值耗材的流失和使用时以次充好现象的发生。应该对高值耗材的采用按病人记账管理办法。

这种管理办法，既能保证医院高值耗材的安全完整，又能保证患者的利益不受损失。同时，当植入性或介入性的材料给患者使用后发生不可预见的意外情况时，也便于及时查找到生产和销售厂家追究责任。

实行门诊病房一条龙的管理科室，统一请领卫生材料，分不清门诊和病房的使用数量，应该分开领用或者不分开领用但使用时应单独统计，以便能准确地计算出门诊和病房的卫生材料消耗。

（四）固定资产折旧

首先，要正确地掌握计提折旧的范围，对增减的固定资产，当月增加的固定资产，当月不计提取折旧，从下月开始计提；当月减少的固定资产，当月要提取折旧，从下月起不再计提折旧。

固定资产提足折旧后，不论能否继续使用，均不再计提折旧；提前报废的固定资产也不补提折旧。对固定资产使用情况，正在使用的固定资产要提取折旧，未使用在库的固定资产不提折旧。对固定资产分类，房屋及建筑物，专用医疗设备，一般固定资产和其他固定资产要提取折旧，图书不提取折旧，对融资租入固定资产提取折旧，季节性租入固定资产不提取折旧。其次，要掌握房屋及建筑物提取折旧分配的方法：可以按施工图纸确定，如果没有保存施工图纸的，按实际占用面积丈量。对公共部分如走廊、卫生间等按科室占用面积分摊。

（五）无形资产摊销

医院无形资产应当自取得当月起，在预计使用年限内采用年限平均法分期平均摊销，按受益科室确认无形资产摊销费用。

（六）提取医疗风险基金

以临床科室当期医疗收入的 1% ~ 3% 计提。在实际工作中可能医技科室也有医疗纠纷或医疗事故的发生，但因为我们是全成本核算，收入的确认是实行"双百制"，即开单科室（临床服务类科室）为 100 分，执行科室（医疗技术类科室）为 100 分。前者作为确认医院收入的依据，后者作为内部考核的依据。所以，计提医疗风险基金以临床科室的收入为依据，使用时无论是临床服务类还是医疗技术类科室都以实际发生数作为绩效考核的依据。

（七）其他费用

共同发生的房屋日常常规维修费用按科室房屋使用面积比例。各科室房屋维修费 = 科室房屋面积 / 全院房屋使用面积 × 房屋维修费。水电煤费，按核算科室实际水、电、气用量计算确认费用；无实际计量的，大用户单独计量，其余按照房屋面积或人员参数分摊。

四、成本费用的分配

各类科室发生的间接成本应本着相关性、成本效益关系及重要性等原则，按照分项逐级分步结转的方法进行分摊，最终将所有成本转移到临床科室。具体步骤是：

（一）一级分摊：行政后勤类科室的费用分摊

将行政后勤类科室的费用按人员比例向临床科室、医技科室、医辅科室、科研教学类分摊，并实行分项结转。

核算科室（临床、医技、医辅科室、科研教学类）分摊的某项行政后勤类科室的费用 = 该科室职工人数 / 除行政后勤类外全院职工人数 × 当期行政后勤科室各项总费用。

（二）二级分摊：医辅科室成本分摊

将医辅科室成本向临床科室和医技科室、科研教学类分摊，并实行分项结转，分摊参数可采用收入比重、工作量比重等确定。

按收入比重分摊（适用于门诊挂号收费、住院结算室等成本分摊）：

某临床科室（或医技科室）分摊的某医辅科室成本 = 该科室医疗收入 / 全院总医疗收入 × 当期某医辅科室各项总成本

按工作量分摊（适用于洗衣、消毒、水、电、气等保障部门，材料库房、病案部门等成本分摊）：

某临床科室（或医技科室）分摊的某医辅科室成本 = 该科室消耗工作量（或医疗工作量）/ 某医辅科室待分摊的工作总量 × 当期某医辅科室各项总成本

（三）三级分摊：医技科室成本分摊

将医技科室成本向临床科室分摊，分摊参数采用收入比重确定，分摊后形成门诊、住院临床科室的全成本。

某临床科室分摊的某医技科室成本 = 该临床科室确认的某医技科室收入（按开单科室归集）/ 某医技科室总收入 × 当期医技科室各项总成本

五、成本核算的关键环节

在成本核算中，我们认为有两个关键关节：一是最小核算单元的确定，它是整个成本核算框架构建的基础；二是成本核算的定位，是一个医院成本核算所要达到的水平。

要想让成本真正落地，必须划分到最小核算单位。好的成本核算一般是有几十个科室的医院，最小核算单元都在三百多个。这里绝不是数字游戏，而是通过最小核算单元的确定真正能揭示出不同核算单元不同的成本管理现状，以便推崇成本管理好的经验，找到成本管理薄弱的单元，提出成本控制的办法。例如有一家医院就因为最小核算单元的划分才找到在亚运村建的医疗保健点有支出而没有收入，医院院长及时地把这个保健点取消了，要想把最小核算单元建立好前期调研非常重要，通过深入实际的调研才能把最小核算单元确定好。

最小核算单元的概念应该是：如果内科作为二级学科，内科的呼吸专业就叫三级学科，它是一个核算中心，那么呼吸内科的门诊、病房等就是最小核算单元。

成本核算的定位意味着一个医院的成本核算要达到什么水平。目前有一些医院因为没有成本核算的基础工作和成本核算软件，又为了应付主管部门催要的成本报表，采取"快餐式"的办法，无论是公用费用的分摊还是间接科室成本的结转一律采取按人员数分配的办法，失去了成本核算所要达到的目的，不能反映成本的真实情况。

全成本核算是这次新会计制度改革的一个重点和难点，是实现医院的精细化管理的重要途径，把握好成本核算的定位是成本核算的关键环节。

第三节 成本分析

医院成本分析是按照一定的原则，采用一定的方法，利用成本计划、成本核算和其他有关资料，控制实际成本的支出，揭示成本计划完成情况，查明成本升降的原因，寻求降低成本的途径和方法，以达到用最少的劳动消耗取得最大的经济效益和社会效益的目的。

一、成本分析的意义和原则

2012 年 1 月 1 日，新的《医院财务制度》和《医院会计制度》开始实行，作为公立医院改革的配套工作要求公立医院规范会计核算，强化成本控制，其中对三级医院及其他有条件的医院还要求以医疗服务项目、病种为核算对象进行全成本核算。

如何做好全成本核算结果的分析工作，真正发挥全成本核算的管理效益，是值得关注的问题。

（一）医院成本分析的概念

医院成本分析是指医院依据成本核算的结果，对照目标成本或标准成本，采取趋势分析、结构分析、本量利分析、比较分析等分析方法及时分析实际成本变动情况及原因，把握成本变动规律，提高成本效率。

（二）成本分析的重要意义

通过成本分析，可以充分了解成本信息，为医院管理服务。成本报表可以概括反映成本状况，成本分析则可以进一步剖析成本报表的数据，更深入、更广泛、更全面地了解成本资料，从而使成本核算的数据资料得到更充分的理解。

通过成本分析，可以检查成本计划的完成情况。全面评价医院成本管理的水平，明确各部门、各环节履行成本责任的状况，发现、纠正、消除成本形成过程中的偏差，促进医院挖掘潜力，提高成本管理水平，提高经济效益。

通过成本分析，可以揭示和测定成本变动的影响因素及其程度。发现影响医院成本的内在因素和外在因素，哪些是主要影响因素，哪些是次要影响因素；哪些是主动性因素，哪些是被动性因素；哪些是决定性因素，哪些是辅助性因素。可以为分析工作效率、分析服务能力、分析利用资源情况、分析问题原因等提供依据。

通过成本分析，可以了解设备利用情况，加强设备管理。提高医院专业类固定资产的利用率，防止闲置、积压、浪费，防止过度使用等情况的发生，针对特殊医疗设备，分析找到在使用过程中的平衡点，做到既不闲置、积压也没有过度不合理的使用，充分发挥设备的经济效益和社会效益。

通过成本分析，可以了解各项费用的开支情况。通过以收定支，促进严格掌握开支标准和开支范围的执行，为医院节约开支，降低资金消耗，提高资金使用效益。

（三）成本分析的原则

1. 全面分析与重点分析相结合的原则

全面分析，是指分析要着眼于整体，树立全局观念，切忌片面性，必须以党和国家有关的方针、政策、法规为依据，医疗机构成本效益要与社会效益结合起来进行分析。

重点分析，是指对全成本的主流和支流要加以正确的区分和认识。要以成本费用归集形成的全过程为对象，结合医疗服务各阶段的不同性质和特点进行成本分析。要运用一分为二的观点来进行分析，切忌只看成绩不看缺点，只总结经验不能发现存在的问题，只提出有利因素不强调不利因素。

2. 专业分析与群众分析相结合的原则

成本分析虽然是一项专业性很强的工作，主要由财务管理部门来完成，但其分析结果涉及医疗机构所有部门及全体职工的工作业绩。所以，为了使成本分析能够做到经常性和有效性，真正达到成本分析的目的，必须发动职工积极参与进来，使成本分析成为职工的自觉行动。把成本分析在群众中开展，成本分析要做到上下结合，专业技术人员与一般人员相结合，充分发挥每个科室和广大职工的积极性，分析降低工作成本的方法，使其成为一项群众性的工作，把专业分析建立在群众分析的基础上。做到深挖提高成本效益的潜力，把成本分析搞得有声有色，充分发挥其应有的作用。

3. 经济分析与技术分析相结合的原则

经济分析与技术分析相结合，就是通过经济分析为技术分析提供课题，增强技术分析的目的性；而技术分析又可以反过来提高经济分析的深度，并从经济效果角度对所采取的技术措施加以评价，从而通过改进技术来提高经济效果。技术分析与经济分析是相辅相成的、互相促进的关系。

医疗成本的高低既受经济因素的影响，又受医疗技术水平的影响，在一定程度上技术因素起着决定性作用。所以，成本分析不能只停留在经济指标上进行分析，而不深入到技术领域，不结合技术指标进行分析，就不能达到全面深入的目的。

要发动卫生专业技术人员参与到成本分析方法的选取和指标的制定工作中，他们能从卫生专业技术角度考虑评价的方法和指标的全面性。把经济分析与技术分析相结合起来，只有这两方面分析相结合，才能防止片面性，防止得出错误的成本分析结论，才能根据技术等因素查明成本指标变动的真实原因，从而全面改进工作，提高经济效益。

4. 纵向分析与横向分析相结合的原则

纵向分析是指医疗机构内部的纵向对比分析，包括本期实际与上期实际的比较，本期实际与上年同期实际的比较，本期实际与历史最高水平的比较，本期实际与有典型意义时期的比较等。

这种纵向对比分析，可以观察医疗机构成本的变化趋势，并能找出变化趋势的原因所在，继而分析保留积极因素，剔除消极因素，以使成本指标达到或超过历史最高水平，这是成本分析的主要内容。

横向分析是指医疗机构与外部其他医疗机构的横向对比分析，包括与省内外、国内外，与同类型同规模间相关成本的比较分析，与不同类型、不同规模间医疗机构相同指标的比较分析。

这种横向对比，可以有助于医疗机构在更大范围内发现先进与落后的差距，促使医疗机构产生紧迫感，增强竞争力。当今社会是竞争的社会，知己知彼方能在竞争中处于不败之地，所以我们在了解自己的同时更要了解竞争对手。

5. 事后分析与事前、事中分析相结合的原则

成本分析按时间上发生的先后顺序分为事前分析、事中分析和事后分析三种方式。长期以来，医院在成本分析中主要采用事后分析，但事后分析对所发现问题已经是结果，结果是不能改变的，

这是一种被动的管理方式。而事前和事中分析则不然，具有主动管理和动态管理的优势。三个阶段的分析既相互联系，又各有特定作用，不可偏废和忽视任何一种分析。

成本分析在时间上要做到，在成本发生之前开展预测分析（事前分析），在成本发生过程中实行控制分析（事中分析），在成本形成之后搞好考核分析（事后分析），把事前分析、事中分析和事后分析结合起来，建立起完整的成本分析体系，才能将成本分析贯穿于医疗活动的全过程，从而做到事前预测事中发生的问题；在事中及时发现差异，提出整改措施；事后正确评价业绩、总结经验、发扬长处、纠正缺陷。及时进行成本分析，及时发现新问题，及时采取正确有效的应对策略。

6. 利用成本核算数据与搞好调查研究相结合的原则

成本分析必须系统掌握和充分利用核算数据，这是做好分析工作的基础。但是要完整了解实际情况，真正弄清问题的实质，从复杂的因素中找出关键因素所在，得出全面的分析结论，单凭核算数据还远远不够，还必须进行深入的实践，有的放矢地进行必要的调查研究，把核算数据和调查研究结合起来，才能加深认识，进一步提高分析的质量。

另一方面，医疗机构进行成本核算工作存在的一个主要阻碍就是基础数据获取很困难，比如水、电等只有一个总表，分摊到各个科室的工作只能进行后期核算，这就需要搞好调查研究才能获得准确的、第一手的数据和资料。

二、成本分析的方法

医院成本分析可供选择的技术方法有很多，医院可根据分析的目的、分析对象的特点、自身管理的需要和主管部门的要求选择不同的技术分析方法、分析成本形成及产生差异的原因，寻求降低成本的措施。

（一）趋势分析法

1. 概念

趋势分析法是根据有关数据资料，将两期或多期连续的相同指标或比率进行定基对比和环比对比，得出它们的增减变动方向、数额和幅度等趋势，据此预测医院发展前景的一种分析方法。

2. 形式

一是绝对数趋势分析。将同一指标的数据按时间顺序排列，比较指标的绝对数值变动幅度，以此来判明医院该项指标的发展方向和增减速度。绝对数趋势分析直观、明了。

二是相对数趋势分析。将同一指标连续数期的数值与基期的数值相比较，计算各期与基期的趋势百分比，按时间顺序排列，以观察指标的发展方向和增减速度。可采用环比动态比率和定基比动态比率。

（二）结构分析法

1. 概念

结构分析法是以某一个经济指标的各个组成部分在总体中所占的比例，来分析其构成内容的变化，进而分析该总体的内部结构特征、总体的性质、总体内部结构依时间推移而表现出的变化规律性的一种分析方法。

2. 形式

根据不同的结构分类标准可将总体分为不同的结构来分析，包括成本项目结构分析、直接成本和间接成本结构分析、固定成本与变动成本结构分析、可控成本与不可控成本结构分析等。具体内容如下：

（1）成本项目结构分析

包括人力资源、药品、专属卫生材料、修购费等占总成本构成比的分析。

（2）成本分摊结构分析

即直接成本与间接成本分析，直接成本是指科室为开展医疗服务活动而发生的能够直接计入或采用一定方法计算后直接计入的各种支出。间接成本是指为开展医疗服务活动而发生的不能直接计入、需要按照一定原则和标准分配计入的各项支出。

（3）成本变动结构分析

即固定成本与变动成本分析，固定成本指在一定时期、一定业务范围内，成本相对固定，不受业务量变化影响的成本项目。如：按固定资产折旧、人员经费等；变动成本指在一定时期、一定业务量范围内，成本总额与业务量呈正比例变化的成本。如：药品费、卫生材料费、业务费等。

（4）成本控制结构分析

即可控成本与不可控成本构成分析，可控成本指某一会计期内，某个成本核算单元或某个人的责任范围内能够直接确定和控制的成本（如：药品费、卫生材料费等对诊疗科室来说是可控成本）；不可控成本指某一特定核算单元无法直接掌握，或不受某一特定部门服务量直接影响的成本（如：上级分摊的管理费用、固定资产折旧等）。

人员经费、卫生材料费、药品费和其他费用是可控成本，固定资产折旧、无形资产摊销、提取医疗风险基金是不可控成本。从成本控制结构分析，降低可控成本项目是降低该科室总成本的主要目标，而相比之下，不可控成本项目可以施加影响的可能性较小。

（三）比较分析法

1. 概念

比较分析法是首先确定医院（科室、项目）的目标成本，通过计算会计期间的实际成本，并将实际成本数据与目标成本进行对比，发现差异额，找出产生差异的因素，从而分析医院经营状况的一种方法。

2. 方式

按目标成本的选取，可以选择医院（科室、项目）的历史最高水平、历史同期水平、同类医院平均水平、同类科室平均水平、预算目标、定额目标等。

按计算方式的不同，可以分为绝对数比较分析、绝对数增减变动比较分析、百分比增减变动分析及比率增减变动分析等。

（四）本量利分析法

1. 概念

本量利分析法是成本—产量（或销售量）—利润依存关系分析的简称，是指在变动成本计算模式的基础上，以数学化的会计模型与图文来揭示固定成本、变动成本、单价等变量之间内在规律性的联系，为预测决策和规划提供必要信息的一种定量分析方法。

2. 理论假设

由于本量利分析方法是在成本性态分析和变动成本法的基础上发展起来的，现实经济生活中的成本、销售数量、价格和利润之间的关系非常复杂，所以该分析方法的使用要基于以下五个理论假设：

第一，总成本由固定成本和与相关产量成本动因有关的变动成本组成；

第二，相关范围内，总收入与总成本的习性是与产出水平相关的直线；

第三，所用的成本、收入、产量的数据都是确定的；

第四，单一产品或总数量波动时既定的销售组合维持不变；

第五，所有的收入和成本都可以追加并加以比较，并且不考虑货币的时间价值。

3. 计算公式

（1）贡献毛益 = 业务收入 – 变动成本

（2）单位贡献毛益 = 单位收费水平 – 单位变动成本

（3）保本工作量 = 固定成本 /（单位收费水平 – 单位变动成本）

（4）安全边际 = 正常销售额 – 盈亏临界点销售额

（五）成本系数分析法

1. 概念

成本系数分析法是首先选择具有可比性的成本指标，对选定的各项成本指标计算比率，再用线性关系结合起来，并分别给定各自的分数比重，然后通过与标准比率进行比较，确定各项指标的得分及总体指标的累计分数，从而对医院和科室的成本状况做出评价。

2. 意义

应用成本系数分析法可以用来评价医院和科室的规模发展是否合理，医院和科室在某些情况下并非越大越好，必须保持适度规模，可以通过成本系数来评价。

3. 计算公式

成本系数（EC）= 成本变动百分比 / 业务量变动百分比

=（变动的成本 / 成本）×（业务量 / 变动的业务量）

当 EC < 1 时，即成本增加20%，产量增加 > 20% 时，表示成本处于下降阶段，规模收益递增；

当 EC=1 时，即成本增加幅度与产量增加幅度相等时，表示规模收益不变，此时平均成本最小，规模处于最佳阶段；

当 EC>1 时，即成本增加 20% ，产量增加 < 20% 时，表示成本处于上升阶段，规模收益递减。

三、成本分析的指标

（一）成本分析指标

医院应当健全成本分析的指标体系，通过对各指标分析，反映医院的成本水平和管理状况。指标主要包括：

1. 业务收支结余率

计算公式：业务收支结余率 = 业务收支结余 /（医疗收入 + 财政基本支出补助收入 + 其他收入）× 100%

反映内容：业务收支结余率反映医院除来源于财政项目收支和科教项目收支之外的收支结余水平，能够体现医院财务状况、医院医疗支出的节约程度以及医院管理水平。

2. 资产负债率

计算公式：资产负债率 = 负债总额 / 资产总额 × 100%

反映内容：资产负债率反映医院的资产中借债筹资的比重。

3. 流动比率

计算公式：流动比率 = 流动资产 / 流动负债 × 100%

反映内容：流动比率反映医院的短期偿债能力。

4. 门诊收入成本率

计算公式：门诊收入成本率 = 每门诊人次支出 / 每门诊人次收入 × 100%

反映内容：门诊收入成本率反映医院每门诊收入耗费的成本水平。

5. 住院收入成本率

计算公式：住院收入成本率 = 每床日支出 / 每床日收入 × 100%。

反映内容：住院收入成本率反映医院每住院病人收入耗费的成本水平。

6. 百元收入药品消耗

计算公式：百元收入药品消耗 = 药品消耗 /（医疗收入 + 其他收入）× 100

反映内容：百元收入药品消耗反映医院的药品消耗程度，以及医院药品的管理水平。

7. 百元收入卫生材料消耗

计算公式：百元收入卫生材料消耗 = 卫生材料消耗 /（医疗收入 + 其他收入）× 100

反映内容：百元收入卫生材料消耗反映医院的卫生材料消耗程度，以及医院卫生材料的管理水平。

8. 人员经费支出比率

计算公式：人员经费支出比率 = 人员经费 /（医疗支出 + 管理费用 + 其他支出）× 100%

反映内容：人员经费支出比率反映医院人员配备的合理性和薪酬水平高低。

9. 公用经费支出比率

计算公式：公用经费支出比率 = 公用经费 /（医疗支出 + 管理费用 + 其他支出）× 100%

反映内容：公用经费支出比率反映医院对人员的商品和服务支出的投入情况。

10. 管理费用率

计算公式：管理费用率 = 管理费用 /（医疗支出 + 管理费用 + 其他支出）× 100%

反映内容：管理费用率反映医院管理效率。

11. 药品、卫生材料支出率

计算公式：药品、卫生材料支出率 =（药品支出 + 卫生材料支出）/（医疗支出 + 管理费用 + 其他支出）× 100%

反映内容：药品、卫生材料支出率反映医院药品、卫生材料在医疗业务活动中的耗费。

12. 药品收入占医疗收入比重

计算公式：药品收入占医疗收入比重 = 药品收入 / 医疗收入 × 100%

反映内容：药品收入占医疗收入比重反映医院药品收入占医疗收入的比重。

13. 总资产增长率

计算公式：总资产增长率 =（期末总资产 – 期初总资产）/ 期初总资产 × 100%

反映内容：总资产增长率从资产总量方面反映医院的发展能力。

14. 净资产增长率

计算公式：净资产增长率 =（期末净资产 – 期初净资产）/ 期初净资产 × 100%

反映内容：净资产增长率反映医院净资产的增值情况和发展潜力。

15. 固定资产净值率

计算公式：固定资产净值率 = 固定资产净值 / 固定资产原值 × 100%

反映内容：固定资产净值率反映医院固定资产的新旧程度。

（二）定期编制成本分析报告

1. 成本分析报告

成本分析报告是医院在某期医疗服务活动中，对成本进行量化分析，利用一定的数学方法，揭示成本计划完成情况，查明成本升降的原因，寻求降低成本的途径和方法，以求降低实际支出，实现最大经济效益和社会效益的研究分析报告。

2. 成本分析报告的一般结构

标题：由成本分析单位、成本分析时间范围、成本分析内容三方面构成。如：《××医院××××年××月份成本分析报告》

数据表格：成本分析报告的数据表格一般内容包括：医院各科室直接成本表、医院临床服务类科室全成本表、医院临床服务类科室全成本构成分析表等。

成本分析：以表格数据为基础，以内部因素分析为重点，分析导致成本升高或降低的主要因素。

其中影响总成本的因素包括：人员经费、卫生材料费、药品费、固定资产折旧、无形资产摊销、提取医疗风险基金、其他费用等。不应计入医院成本核算范围的因素包括：不属于医院成本核算范围的其他核算主体的支出；为购置和建造固定资产、无形资产和其他资产的资本性支出；对外投资支出；各种罚款；赞助和捐赠支出；有经费来源的科研教学等项目支出；在各类基金中列支的费用；国家规定的不得列入成本的其他支出；其他费用。

提出建议：成本分析报告是从对影响医院成本诸要素的分析入手，找出影响总成本上升或降低的主要原因，并针对原因提出控制成本的有效措施，以供领导决策参考。

四、成本分析的思路

（一）医院（科室）总成本分析

在医院的总成本中包括人员经费、卫生材料费、药品费、固定资产折旧、无形资产摊销、提取医疗风险基金和其他费用等。在分析中可以按照成本属性，对不可控成本和可控成本分别分析，实施管理和分析的主要是可控成本部分。

1. 人员经费

人员经费中固定工资部分是固定成本，其他部分是变动成本。在固定成本方面，主要受医院职工总人数的影响，在这里就重点关注行政后勤部门职工占总职工数的比重，发现医院在行政后勤岗位的设置上是否有冗员过多、人浮于事、工作效率低下等的现象。

2. 卫生材料费

卫生材料成本是医院总成本中很重要的构成部分，也是变动成本的主要构成。可以分析科室卫生材料消耗的构成情况，发现各明细科目在当期是否有异常的增加或减少，可通过与期初的消耗标准相比较发现问题。

3. 药品费

药品费长期以来在可控成本中所占比例很大，但随着公立医院取消药品加成率制度的实施，药品费在可控成本中所占比重将明显下降。医院药品费用成本可采用分科室药品定额管理制度，这样既可控制药品成本，又可以减少病人药品费用。在分析药品成本时，每个科室可将实际药品成本与期初设定的药品成本计划相比较，以此来限制药品成本的继续高涨。

（二）诊次成本分析

长期以来，在各级医院中存在诊次成本低于诊次收入的状况，但总体看诊次成本仍然较高，分析诊次成本的构成并找到成本过高的原因对这些医院来说就尤为重要。诊次成本中门诊中医疗成本、药品成本、影像成本是其主要构成，因此，在分析诊次成本中可以主要分析以上三种成本。门诊成本是门诊科室直接发生的所有成本，包括人员工资、房屋和设备折旧等，基本属于不可控成本。同时，随着药品零差价制度的实施，药品成本也将下降，因此应把重点放影像成本上。重点分析影像设备的有效利用和成本构成情况。

（三）床日成本分析

与诊次成本相比，床日成本的构成要更加复杂。因此，在分析时要区别科室，甚至区别疾病。重点分析检验、检查、手术成本所占比例情况。如手术中材料费用所占比例等。同时结合病床使用率等效率指标进行分析。

第四节 成本控制

医院实行成本控制是医院在成本核算、成分分析之后，实现最佳财务成本目标的可靠保证。是医院转变经营机制、加强经济管理、提高竞争力的有效手段。

一、成本控制的目的和原则

（一）医院成本控制的概念

医院成本控制是指医院在医疗服务的过程中，按照既定的成本目标，对构成医疗服务成本的一切耗费进行严格的计算、考核和监督，并采取有效措施把医疗服务的成本限制在预定的目标范围内，从而实现成本目标。成本控制是医院运营过程中成本管理的重要环节，是医院落实成本目标、实现预算的有利保证。

（二）我国医院成本控制的发展阶段

1. 基于预算、决算的医院成本控制阶段

从中华人民共和国成立后一直到改革开放之前，我国实行计划经济。医院的人员工资、固定资产投资都由国家投入，处于不计成本、不讲核算的财务管理状态，医院的经济管理属于一般行政事业单位式的简单收付型管理。在这种福利性质的主导下，预算、决算制度成为医院成本控制的主要依据。

在这个阶段，主要威胁人群健康的疾病多属于传染性疾病，卫生资源的消耗有限。同时，这种以计划经济为主导的成本控制模式在当时的社会环境下也并没有表现出突出的矛盾，医院的经营管理者未感到加强医院成本控制的迫切性。

2. 基于成本核算体系的医院成本控制阶段

1978 年改革开放以后，中国开始进入市场经济大潮，单纯靠预算、决算来控制成本已经远远不能满足社会对医院发展的需要。1979 年卫生部、财政部和国家劳动总局联合发布《关于加强医院经济管理试点工作的意见的通知》，提出了"合理收费，节约支出"的问题，标志着卫生行业开始开展成本核算工作。

1981 年卫生主管部门开始对医院进行经济核算与考核。1985 年国家开始运用经济手段管理卫生事业。各地医院纷纷主动开展科室成本核算工作，同时卫生行业的成本核算研究工作也逐渐展开。1998 年医院成本核算方法以《企业会计准则》为基础，将成本核算方法作为结余核算与奖金发放的工具。

进入市场经济，从国家层面和医院管理层面都意识到单纯用原有的预算、决算方法已经不能满足竞争社会对医院的需要，但在这个阶段成本控制管理的理论和方法建设还没有与社会的发展同步，存在成本核算的方法落后，成本核算的对象过于笼统等问题。

3. 基于战略成本管理的医院成本控制阶段

1999年国家出台了《医院财务制度》和《医院会计制度》，明确提出"成本管理"概念，战略成本管理逐渐形成。将成本按层次分为医院总成本、科室成本、项目成本、诊次成本、床日成本；按成本内容分为人员经费、卫生材料费、药品费、固定资产折旧、无形资产摊销、提取医疗风险基金等；按成本性质分为直接成本、间接成本、固定成本、变动成本。

2012年新的《医院财务制度》和《医院会计制度》开始实行，战略成本管理理念更加明确、清晰。战略成本管理将成本控制的目标定位于更具深度和广度的市场经济层面，不再单纯以现时现地的会计管理和传统的成本核算为主要内容。

（三）成本控制目的

1. 实现公益性社会职能

"我国的卫生事业是政府实行一定福利政策的社会公益事业。"这是在《中共中央、国务院关于卫生改革与发展的决定》中明确提出的，它确定了卫生事业的公益性，医院作为卫生事业的重要组成部分，公益性必然责无旁贷。

通过控制成本竞争战略，提高医院竞争力，降低病人费用负担，使低成本运营机制成为公立医院的核心竞争力，有利于实现医院社会公益性职能的回归，缓解群众"看病难、看病贵"等社会问题，缓和医患矛盾。

2. 实现经营观念转变

长期以来，作为事业单位的医院，从行政管理人员到一线医务人员对成本意识较为淡薄，全额收付制使医院无须承担成本的压力。这种长期以来形成的旧有观念使医院在走进市场之后面临诸多不适。

医院实行成本控制，其目的是通过对医院和医疗服务成本的核算与管理，更新医院经济管理的观念，提高医院全体员工的成本意识，减少浪费，树立成本控制、成本管理理念，从而提高医院的社会效益和经济效益。

3. 实现市场份额扩增

市场份额是产品或服务在市场中所占的比重，直接反映消费者的满意程度，进而反映企业在市场中所处的地位。市场份额越高，表明企业经营越好，竞争能力越强。医院的市场份额是指在该行业的病人资源拥有上所占的比例，代表了医院在行业中的地位。医院虽不同于企业，但在激烈的市场竞争中，在收费价格透明、统一的市场上，更多的市场份额就意味着拥有更多的病人，也就意味着更多的社会效益和经济效益。

就诊病人数量的增加，可以产生规模效应，降低单位成本，在价格不变的前提下获得更多的经济效益，甚至在一定降价后仍可以获得更多的经济效益，为医院的发展壮大服务。扩增市场份额取决于多种因素，如诊疗水平、品牌口碑、服务质量、收费水平等。而这些因素中除收费水平外，其他因素的提高均不是短期内可见成效的，需要长期的积累和沉淀。所以，控制成本以降低收费水平是提高市场份额最快速而有效的途径，从而成为医院扩大市场占用率的重要手段，迅速扩大市场份额也是那些率先实施成本领先战略医院最直接的动机。

4. 实现差异化竞争优势

在同质的医疗服务下，如何实现差异化竞争，长期以来医院管理者关注的是诊断质量、服务质量、护理质量等方面的提高，而在科技高速发展的现今社会，医疗技术的高度融合已经使群众在接受优质服务的同时，开始更倾向于关注低廉的价格。实现差异化竞争，成本控制是一个重要的突破口。

在以成本控制为手段的差异化竞争中要注意时间因素，先行动很重要。先行成本控制，降低医疗收费水平，减轻病人负担，就会在短期内迅速占领市场，赢得消费者。而后跟进的医院除非以更大的幅度降低收费，否则很难从先行者手中夺得市场，而这可能意味着效益的降低甚至是加剧亏损。因此，在某种程度上，谁在成本控制上率先行动，谁就能在该领域内取得领先优势。

当然，一定要注意，控制成本并不是以降低医疗服务质量为前提的，否则盲目降低成本，医院必然会自取灭亡。

（四）成本控制原则

1. 成本效益原则

在医院资金供给与需求不平衡的状况下，供给花费的成本和由此而产生的需求之间要保持适当的比例，保证医院满足供给所花费的资金不能超过由此而获得的效益，否则就要降低供给的成本。

如增设某医疗服务项目的成本代价，不应超过其增加的效益。某医院，预开设医疗美容项目，改造病房和人员投入等前期预计年均投资要50万元以上，经市场调研该医院服务半径内医疗美容的市场需求、竞争对手等，按医院预设的服务能力年收入约45万元，成本压缩空间为每年3 ～ 5万元。如果增设该项目，其医疗服务项目的成本代价为每年47 ～ 45万元，而年均收入为45万元，成本大于收入，则不符合成本效益原则。

2. 全面控制原则

全面控制的原则包括三个方面的内容，即对全过程的成本控制、对全员的成本控制、对全方位的成本控制。

对全过程的成本控制要贯穿于医院工作的全过程，包括医院成本形成的各个环节。从前期的医院基本条件建设，到中期医院提供医疗服务的过程，到后期对医疗服务结果的管理都要进行成本控制，才能达到节约资源、降低成本的目的。

对全员的成本控制要全体员工参与，对医院运营全过程中所耗费的全部成本进行严格要求。包括对人员费用、材料费用、业务费等进行控制；对医疗服务的全过程，从入院到出院等各环节发生的费用进行控制。成本控制不仅要医院管理层参与，也要全体员工参与，要充分调动广大职工的积极性和创造性，人人参与，人人有指标。

对全方位的成本控制要充分考虑多方面的因素，做到多层次全方位的成本控制。既要兼顾国家、单位的利益，也要兼顾职工的利益；既要兼顾医院的利益，也要兼顾病人的利益；既要兼顾当前的利益，也要兼顾长远的利益；既要保证成本的降低，也要保证医疗服务质量；既要保证经济效益，也要保证社会效益。

3. 因地制宜原则

医院间因规模、级别、性质、专科特色等情况差异很大，成本控制必须因地制宜，适合本医院的特点、科室、部门及岗位设置、成本项目等实际情况，不可以照搬其他医院做法。

如某三级甲等医院 35 个临床科室，12 个医技科室，11 个行政职能部门，临床、医技和行政职能部门的岗位性质不同，成本项目设置不同，则成本控制方法也不同。各科室应根据自己科室的特点进行成本控制。

4. 领导重视原则

成本控制涉及全体员工和医院运营的全部过程，因此必须由管理层来推动。成本控制对领导的要求是：首先，要重视并全力支持成本控制。各级人员对于成本控制是否认真办理，往往视领导层是否全力支持而定。其次，要具有完成成本目的的决心和信心。领导层必须认定，成本控制的目标或限额必须而且可以完成。成本控制的成败，也就是他们自己的成败。最后，要具有实事求是的精神。实施成本控制，不可好高骛远，更不能急功近利，操之过急。唯有脚踏实地、按部就班，才能逐渐取得成效。切记，以身作则，严格控制自身的责任成本。

二、成本控制的内容和方法

（一）成本控制的内容

按照不同的成本控制层次，成本控制的内容可从医院总成本控制、科室成本控制、项目成本控制展开。

1. 医院总成本控制的内容

资产资产是指医院拥有或控制，能以货币计量，并能给医院带来一定的经济利益的经济资源。包括医院各种财产、债权和其他权利。资产按照流动性，可以分为流动资产和非流动资产。流动资产是指可以在一年内（含一年）变现或耗用的资产，主要包括货币资金、应收及预付款、库存物资、对外短期投资和待摊费用等。除流动资产以外的其他资产，统称为非流动资产，如长期投资、固定资产、无形资产和长期待摊费用等。

流动资产是指预期一年内可以转换成现金、出售或耗用的资产，包括现金、各种存款、应收款项、库存物资、药品等。

固定资产是指医院持有的预计使用年限在一年以上（不含一年）、单位价值在规定标准以上、在使用过程中基本保持原有物资形态的有形资产。

固定资产构成应具备的三个条件：

一是使用年限在一年以上；

二是单位价值符合规定标准；专用医疗设备单价在 1500 元以上，其他固定资产单价在 1000 元以上；

三是保持原有物资形态的有形资产。医院固定资产分为五大类：房屋及建筑物、专业设备、一般设备、图书、其他固定资产。

无形资产是指医院为开展医疗服务等活动或以管理为目的而持有且没有实物形态的非货币性长期资产，包括专利权、非专利技术、商标权、著作权、土地使用权及购入不构成相关硬件不可缺少组成部分的应用软件。

医院负债是医院所承担的能以货币计量、需以资产或劳务偿付的债务。负债是医院资产总额中属于债权人的那部分权益或利益，它代表医院对其债权应承担的经济责任。

医院收入是指医院开展医疗服务活动及其他活动依法取得的非偿还性资金。医院收入由多种渠道形成，其收入来源于为病人提供医疗服务后收取的费用、政府财政补助收入和对外投资收入。按照医院收入的来源，可分为医疗收入、财政补助收入、科教项目收入和其他收入。

医院费用是指医院在开展医疗服务及其他活动过程中发生的资金耗费和损失，包括医疗业务成本、财政项目补助支出、科教项目支出、管理费用和其他支出。

医院净资产是医院资产减去负债后的余额。包括：事业基金、专用基金、待冲基金、财政补助结转（余）、科教项目结转（余）、未弥补亏损。

医院结余是指医院在一定时期内收入与支出相抵后的余额。各项结余包括财政补助结转（余）和科教项目结转（余）。本期结余是指医院本期除财政项目补助收支、科教项目收支之外的各项收入减去各项费用后的结余。

2. 科室成本控制的内容

科室成本控制内容根据核算单位的划分以及责任单元的性质不同而异。可以按临床服务类、医疗技术类、医疗辅助类、行政后勤类科室确定成本控制的内容。

临床服务类和医疗技术类科室成本控制内容临床服务类科室包括门诊科室和住院科室。医疗技术类科室包括放射科、超声科、检验科、血库、手术室等。

医疗收入即医院在开展医疗业务活动中所取得的收入。其中包括：挂号收入、床位收入、诊察收入、检查收入、化验收入、治疗收入、手术收入、护理收入、卫生材料收入、药品收入、其他门诊收入、其他住院收入等。

医疗成本即在医疗服务活动中发生的各种成本费用和消耗。根据医院实际，医疗成本应由不全成本向全额成本过渡。一般来说，医疗成本可以大致分为人员经费、卫生材料费、药品费、固定资产折旧、无形资产摊销、提取医疗风险基金、其他费用等几大类。

医疗收益科室收益是指科室收入扣除科室成本后的余额。

即：

医疗收益＝科室医疗收入－科室医疗成本

医疗辅助类科室成本控制内容医疗辅助类科室如消毒供应中心、病案室、材料库房、门诊挂号收费处、住院结算处等。其服务工作的特点介于临床类科室、医技类科室和行政后勤类科室之间。有收入但不是主要的收入科室，而且科室之间收入支出明细差别很大，需根据科室的实际情况核定收入和成本，确定成本控制内容。

行政后勤类科室成本控制内容行政类科室如医务科、科教科、院办等单位和后勤类科室，行政后勤类科室均没有业务收入，主要核算其科室成本。如各种人力成本、设备成本、材料及低值易耗品成本、保障服务成本、管理费用成本、其他成本等。经过单个核算单位进行归集核算后，逐级向各收益单元分摊。

3. 服务项目成本控制内容

服务项目成本控制内容可概括为投入、产出和效益。投入包括该项目直接和间接投入的成本，如人员经费、卫生材料费、药品费、固定资产折旧、无形资产摊销、提取医疗风险基金、其他费用等，根据核算项目的情况，有时也考虑无形资产如商誉的投入。

产出包括该服务项目获取的直接收入或内部交换价计收的间接收入。项目成本控制应根据核算对象的性质和特点，以及管理的需要，选择能够准确表达其实际情况、相关效果和经济收益的数据及方式。

服务项目成本可以分为医疗服务项目成本和非医疗服务项目成本。医疗服务项目的成本，一般可分为单项诊疗成本、单机设备成本、病种成本、诊次成本、床日成本等。非医疗服务项目成本，主要指以保障服务类项目为成本核算对象。此类项目的成本核算，主要采取内部服务定价的方式，通过为医院内部科室之间相互提供的服务项目做内部定价，进而按服务量在科室之间交换计价。

（二）成本控制的方法

1. 标准成本法

什么是标准成本法是指以预先制定的标准成本为基础，用标准成本与实际成本进行比较，核算和分析成本差异的一种医院成本计算方法，也是加强成本控制、评价经济业绩的一种成本控制制度。

背景标准成本法于 20 世纪 20 年代首创于美国。这种方法的基本内容是，通过事前的调查研究，科学地制定标准成本，据以进行成本控制；在生产经营过程中，将实际发生费用与标准成本之间的差异及时进行反馈和分析，以便进行成本反馈控制，促使标准成本的实现。这种方法将成本计划、控制、核算和分析有机地结合在一起，将单纯的事后成本计划发展为事前计划、事中控制、事后计算的完整过程，开创了成本管理的新局面。

分类标准成本大致可以分为三大种类：理想标准成本、正常标准成本和历史标准成本。

第一，理想标准成本，是指以现有的医疗技术、仪器设备和医院管理所能达到的最优水平的成本。

这种标准成本是在排除设备故障、人员失误等一切问题的基础上，只有设备和人员均处于最佳状态下才能实现的。因此，这种标准过于严格，即使对最优秀的医护人员也很难达到，难以在日常成本控制中实施。这种标准成本在实际工作中采用的较少。

第二，正常标准成本，是根据正常的工作效率、正常的生产能力、设备利用程度和正常价格等条件制定的标准成本。

正常标准成本是根据目前已经达到的医疗技术水平，以有效地利用现有条件为基础所确定的标准成本。在制订这种标准成本时考虑了仪器设备发生故障、医护人员工作效率不高以及材料正常损耗等一些不可避免的不利因素。要达到这种标准既不非常容易，也并非高不可攀，经过努力是可以达到的。这种标准成本在成本控制中能够发挥积极作用，充分体现了成本控制先进性和现实性的统一，在实际工作中得到广泛应用。

第三，历史标准成本，是以某一年的成本为基础制定出来的标准成本。

这种标准成本一经制定，多年保持不变，在较长时期内，都使用这种标准作为计算成本的基础，其优点是使各期成本有一个共同的比较基础。但是，时间一长，医疗技术和医院情况都发生了变化，使原有标准不符合实际，因而历史标准成本只能说明过去而不适合未来发展的要求。

第四，步骤标准成本法的主要步骤包括：

第一步，标准成本的制定；

第二步，成本差异的计算和分析；

第三步，成本差异的账务处理。

其中标准成本的制定是采用标准成本法的前提和关键，据此可以达到成本事前控制的目的；成本差异计算和分析是标准成本法的重点，借此可以促成成本控制目标的实现，并进行经济业绩考评。

2.定额成本法

（1）什么是定额成本法

是指按预先制定的成本定额，在医疗服务发生的同时，就将符合定额的费用和发生的差异分别进行核算，在定额成本的基础上加减各种定额差异，计算医院实际成本的一种方法。

（2）基本原理

在实际费用发生时，将其划分为定额成本和定额成本差异两部分来进行汇集，并分析成本差异产生的原因，反馈到管理部门，及时予以纠正。终期以定额成本为基础，加减所汇集和分配的定额成本差异，就得到实际成本。

实际成本 = 定额成本 ± 定额成本差异

（3）特点

事前制定产品的消耗定额、费用定额和定额成本等作为降低成本的目标；

在服务费用发生的当时将符合定额的费用和发生的成本差异分别核算，加强对成本差异的日常核算、分析和控制；

终期在定额成本的基础上加减各种成本差异，计算产品的实际成本，为成本的定期分析和考核提供了数据资料。

三、成本控制措施与重点

（一）成本控制措施

1. 预算约束控制

这是成本控制的起点，医院应以成本数据为依据，从成本预算入手，实施全面预算管理，做好医院常规营运成本的分析与预测。制定标准化的成本管理体制和程序，将医院的全部成本纳入日常管理范围，对各项经济活动进行统筹安排和全面控制，改变原来对成本只核算无控制的做法。

重点是定期对成本数据信息进行采集、分类以及差异性分析，了解成本习性，找到影响成本的主要因素，掌握成本的阶段性变化趋势等，然后划定出可操作性强的目标成本，并将目标层层分解到科室及个人，建立成本控制责任机制。

2. 可行性论证控制

医院重大经济行为必须建立集体决策审议责任制度，经过充分的可行性论证，利用核算结果指导经济管理决策，避免决策的主观性和盲目性。

如医院为了扩大再生产每年都会有较大的资金用于添置医疗设备，同样为了给病人提供更优、更新、更好的医疗服务，每年也会更新一些医疗设备。如果不考虑医疗设备投入产出的回报率，一方面会造成卫生资源的浪费，另一方面会使医院固定资本增加。

为了保证投资决策的客观性，提高医疗设备的投入产出的回报率，要改革设备投入机制，进行集体决策审议，同时谁申请投入谁负责，明确责任人，建立风险和责任共担的投入机制，使资本性支出更加科学合理。

3. 财务审批控制

医院应建立健全成本费用审核制度，加强内部控制，纠正、限制不必要的成本费用支出，控制成本费用支出。

有效的财务审核控制是实现成本控制的基础和保证。财务审核控制和成本控制紧密相连。事前可根据医院的总体目标对相关的业务部门实行前馈控制，过程中根据经济业务的数量和标准的核算实现综合性的反馈控制。在日常工作中，财务审批也要根据预算管理目标严格审核各项支出，以控制成本。

4. 执行过程控制

医院应加强经济活动的内部审计监督，落实招标采购相关制度，对成本控制关键点进行检查、评价，不断改进成本管理水平。应建立以规章制度、标准成本等为依据的成本控制考核体系，组织人员定期检查各单位、各部门成本费用各项指标的完成情况和结果，并将考核情况和结果公布，做到考核结果客观、公正。

（二）成本控制重点

1. 总成本控制

医院总成本控制的目标是建立"节约型医院"，其中包含两层含义，首先要节约成本，另一层的含义还要优化医院资源的配置，这样才能实现真正的节约。总成本控制的关键点如下：

（1）人力成本

近年来，医院人力成本增高是医疗成本增高的主要推力之一。公立医院现行体制是导致的主要原因。因此，人力成本既是成本控制的重点，又是成本控制的难点。根本方法就是提高效率，增加人均服务量和业务收入水平。医院应采取的主要措施是分配制度改革、建立岗位工资和绩效工资体系来提高效率，这也符合新医改方案的要求。

改变用工制度也是降低人力成本的有效途径。实行后勤服务社会化，支持保障类人员，如挂号收费人员、司机、物业人员等，可采取与社会基本接轨的工资体系，部分新进人员可由劳务公司派遣。

（2）卫生材料成本

另一个在总成本中所占比例较高的就是卫生材料成本，含低值易耗品和检验试剂在内，这项成本可按项目从两个层面来进行控制。

严控采购价格：同类产品应尽可能进行集中招标采购，来降低价格。还可在购买设备时与耗材、试剂捆绑购买，利用购买设备的机会与商家签订长期的耗材或试剂的供应合同，这样可以获得比较经济的价格。

监管使用科室：对使用耗材较多的科室，如检验科、手术室、放射科等应实行重点的管理和监控，除采取降低成本给予奖励等措施，主要方法是研究各项材料领用数量与实际使用数量之间变化关系，找出规律进行有效的管理和控制。

2. 科室成本控制

（1）有收入科室

医院有收入科室是成本支出的主要单元，其成本控制是科室成本控制的基础。运用制度控制、成本项目分类标准控制、定额控制、指标控制等方法对每一个有收入科室进行成本控制管理。

如：运用指标控制方法将某科室上一年度每一个月的业务支出比例、人力成本支出比例算出来，作为新一年度该月的支出比例控制指标。

（2）无收入科室

大多数医院对有收入科室进行成本控制管理，而忽略了对行政后勤科室等无收入科室的成本控制。这些科室成本虽然占医院总成本比例很低，但这些科室主要从事管理工作，对其进行成本控制有利于建立成本观念。

比如，可以运用成本项目分类标准控制方法，在某行政科室以上一年度科室实际成本，包括办公费用、办公资产折旧、人力成本、经营性支出等为依据，新的年度除要求经营性支出可以有一定比例增长外，其他成本支出要求保持不变，并与科室人员工作绩效挂钩。

3. 项目成本控制

医院对项目成本的控制主要采取的是确定全院均次费用的方式，在历年均次费用的基础上分解制定指标，这种方法较为简单实用，应用较广。

项目成本核算虽然属次级成本核算单位，但其成本控制工作却是一项综合性很强的工作，控制对象不仅仅涉及项目的所属科室，还包括医院的医务处、临床科室、信息科、病案统计室、财务处等很多部门。应在分管院长的领导下，医务处牵头，其他部门配合组成专题研究小组，从整个医院、临床科室两个层面，有不同侧重点地进行成本控制。

四、需要注意的问题

（一）日常成本控制监测

1. 管理费用

管理费用是医院为管理和组织医疗活动及其他活动而发生的费用，包括行政管理和后勤管理的各项费用。工资、补助工资、其他工资、职工福利费、工会经费、公务费、职工教育经费、报纸杂志费、租赁费、利息支出、银行手续费等。我国医院管理费用一般占医院总成本比例的20%左右，与发达国家的7%相比，所占比例过高，有很大差距。

对管理费用的成本控制，要严控日常开支，根据费用开支的具体情况，采用不同的控制方法，规定不同的审批权限和程序，严格费用开支标准，对费用预算和控制指标的执行情况进行及时反馈和经常性检查，把管理费用控制在成本预算范围内。

2. 公用经费

公用经费是医院用于日常办公、业务活动方面的经常性开支。包括公务费、业务费、设备购置费、修缮费、其他费用等。其中公务费项目多、涉及范围广，具有很大的节约空间。加强公务费的日常管理和控制，包括邮电费、差旅费、宣传学习费等。

业务费是保证工作计划和工作任务顺利完成的保障条件，医院在保证的同时要加强控制和管理，采用以收定支等方法，如将水电表安装到科室和职能部门，印刷和燃料消耗也实行严格的登记领取核对制度。设备购置费要在集体审议决定的基础上明确责任人，按照有关程序报批购置。

修缮费包括日常修缮费和提取修缮费，要加强设备的日常养护，提高设备的利用率和阳性率，使其在常规使用年限内创造更大价值，节约修缮费。其他费用是除去上述费用开支以外的费用，要严把财务审批关，对不符合规定、超范围报批的不予办理和支出费用。

（二）成本控制要讲求成本效益

开展成本控制工作而发生的成本不应超过因未开展成本控制工作而丧失的收益。任何管理工作都要讲求成本效益。开展任何工作都要花费一定的人力和物力，付出一定的代价。而这种代价不能太大，不要超过进行这项控制工作所能节约的成本。不符合成本效益的成本控制是不可取的，也是不能持久的。

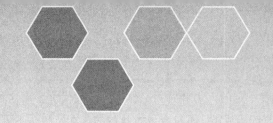

第七章 绩效管理

第一节 政策背景及意义

一、政策背景

2009年深化医改以来，我国在医疗卫生事业发展的导向发生根本性的变化，政府出台很多政策加强对医院的绩效管理，引导和规范医院的行为，对医院的运行、发展和服务提供提出了新要求。为了扭转医院以营利为目的、公益性淡化的局面，新医改提出了医院改革要坚持公益性原则、社会效益原则和以患者为中心的发展导向。随着我国社会、经济的高速发展，广大群众对健康和医疗卫生有着越来越高的需求，"健康中国"建设的时代号角和以健康为中心的发展理念成为医院医疗服务绩效重要的切入点。但是，目前我国有关医院绩效评价指标体系未能充分彰显其职能定位，远不能满足政府对医院的监管和评价要求，因此，在深化医改、"健康中国"国家战略和以人民健康为中心的发展理念的新时代背景下，有必要开发一套体现政策导向性的医院绩效评价指标体系，以期引导我国各级各类医院向正确的方向发展，更好地承担维护人民健康的责任。

（一）相关政策制度，引导医院的发展方向

1.对医院提出坚持公益性、提高服务质量的改革要求

通过梳理、归纳相关医改政策，不难发现，在深化医改的背景下，国家对医院提出了坚持公益性、进一步提高服务质量、规范医疗服务行为等改革要求，以推动医院的改革。2009年《关于深化医药卫生体制改革的意见》标志着新一轮医改方案正式出台。新医改的重点之一即是医院改革，这也是新医改的最大难点。促使医院履行公共服务职能，为人民群众提供质优的医疗卫生服务是我国医院改革的目标之一。为推进医院改革，国家颁布了一系列政策文件用以指导和规范医院改革，2010年《关于医院改革试点的指导意见》出台，明确了在坚持医院公益性质的前提下，从医院管理体制、运行机制、补偿机制和监管机制等方面对医院进行改革；2011年《关于印发2011年医院改革试点工作安排的通知》提出：大力推进试点城市在"管办分开、政事分开、医药分开、营利性与非营利性分开"等重大体制机制方面的综合改革；2012年《关于县级医院综合改革试点意见》要求：以破除"以药补医"机制为关键环节，建立维护公益性、调动积极性、

保障可持续的县级医院运行机制；2013 年《中共中央关于全面深化改革若干重大问题的决定》明确提出：要加快医院改革，建立科学的医疗绩效评价机制；2014 年《关于推进县级医院综合改革的意见》提出：加大政府对医院改革的投入，全面深化县级医院管理体制、价格机制、药品采购等方面的改革；2015《关于加强医疗卫生机构绩效评价的指导意见》明确要求：建立医疗卫生机构绩效评价机制，规范医疗医院绩效评价工作，不断提高医疗服务质量和效率，规范医疗服务行为。

由此可见，在深化医改背景下，我国政府始终关切广大人民群众健康事业，尤其关注医院改革。经过多年的探索和实践，我国医院改革取得了一定的成效，但仍必须加强对医院的监管和引导，力争提高医院的公益性、提高医疗服务质量和效率、促进健康和可持续发展。

（二）对医院提出要以健康为中心的新要求

2015 年，《中共中央关于制定国民经济和社会发展第十三个五年规划的建议》吹响了建设"健康中国"的时代号角；2016 年，习近平总书记强调，"要坚持正确的卫生健康工作方针，把健康融入所有政策"；2016 年 10 月《"健康中国 2030"规划纲要》提出：全面深化医药卫生体制改革，维护公益性，控制医药费用不合理增长，持续改进医疗服务质量，增强患者就医获得感；同年 12 月，为推进健康中国建设，关于《"十三五"卫生与健康规划的通知》也指出：把人民健康放在优先发展的战略地位。因此，在"健康中国"国家战略的指引下，医院改革要向纵深发展，应始终坚持以人民健康为中心的发展理念，实现发展方式的转变，即以治病为中心向以健康为中心。

综上，在"健康中国"国家战略和以人民健康为中心的政策环境下，医院要实现政府的改革要求和广大人民群众的健康需求，医院改革应以健康为中心、以公益性为导向、以提升医院的服务质量和运行效率为目标。本研究立足于深化医改、"健康中国"国家战略和以人民健康为中心的发展理念的新时代背景，在医院绩效评价指标体系的开发过程中，充分体现以健康为中心、以公益性为导向、以提升医院的服务质量和运行效率为目标的政策导向，从而对医院的行为产生导向作用，以引导医院的向正确的方向发展。本套指标体系将为政府开展医院服务监管、促进医院改善医疗服务质量和效果以及提高人民群众对医疗服务满意度提供一套有效的工具，对评价医院改革成效，推进和完善改革政策的制定与落实，也将发挥重要的作用。

二、绩效评价意义

绩效评价结果可作为政府对医院管理和资源投入的重要依据，以此激励医院自我约束，主动提高质量与效率，加强管理，控制医疗服务成本和收费，以最少的资源投入获得最大的健康产出。开发一套完善的医院绩效评价指标体系有重要的理论和实践意义：第一，明确医院的职能定位、绩效内涵和绩效评价的目的，有助于绩效评价关键内容的确定，为指标体系的开发提供理论指导，以保证正确的价值取向；第二，充分体现国家政策导向，有利于引导医院的发展方向，坚持以健康为中心的发展理念，推进医院不断改进绩效；第三，为政府开展医院绩效评价和绩效管理提供有效工具。

第二节 绩效评价要求

一、国家政策要求

国务院发布的《关于深化医药卫生体制改革的意见》对医院绩效评价与考核已有着具体的要求和指引。十八届三中全会审议通过《中共中央关于全面深化改革若干重大问题的决定》，北京大学中国经济研究中心李玲教授认为其最大的亮点是首次提出"建立科学的医疗绩效评价机制"。这充分说明科学的医疗绩效评价制度已经受到高度重视。绩效评价的特殊导向性和推动力，将对医院发展起到重大的促进作用。

二、当前评价现状

近年来，一些国家也实施了医药卫生体制改革并探索实施改革绩效评价，但多集中体现在医药卫生体制改革整体绩效评价上，评价范畴相对较广，而医院改革仅为医药卫生体制改革的其中一项内容。我国政府部门、国际组织均陆续开展了对医院综合改革的监测评价；近期，国家相关部门及部分学者已经对医院综合改革绩效评价进行了进一步的深入研究。2013 年，国务院医改办牵头拟定了《县级医院综合改革试点评估提纲》，旨在通过"以评促建"的方式进一步推进医院综合改革成效的体现。

三、绩效评价内容

根据国家相关文件精神要求，医院改革的内容应着重从规划布局、补偿机制、服务价格、薪酬制度、采购机制、管理制度、诊疗体系等几方面予以考虑。为此，对医院综合改革绩效评价也应着重于这些方面内容。

第二节 绩效评价方法

绩效评价，是指运用数理统计和运筹学原理构建评价指标体系，对照统一的标准，按照一定的程序，通过定量定性对比分析，对一定期间的活动或业绩做出客观、公正和准确的综合评判。常见的评价方法有以结果为导向的绩效评价方法，如业绩评定表法、目标管理法、关键绩效指标法、平衡记分卡等；有以行为为导向的绩效评价方法，如关键事件法、行为观察量表法、行为锚定评价法、360 度绩效评价法等；也有以特质性为对象的绩效评价方法，如图解式评价量表等。

一、常见绩效评价方法比较

业绩评定表法通常是采用等级表的形式进行绩效评价，列示若干对象特质作为考核内容，每项考核内容设置不同绩效等级并对应一定的量化分值，业绩评定表法简捷、迅速，易于接受，便于量化统计与比较分析。但分值结果的科学性有待于进一步商榷；计分方式易于遮盖短板问题、"木桶效应"未能充分体现；考核结果有下意识偏高的趋势。

目标管理法（MBO）是由上级与下级共同拟定具体的绩效目标，定期检查目标进展情况的一种管理方式，评价的重点是工作的成效和劳动的结果。目标管理法的评价结果易于观测，也方便反馈和进行辅导。但由于未确定统一的绩效目标，不利于横向比较。

关键绩效指标法（KPI）是通过拟定若干关键指标，对评价对象的绩效进行评价，指标确定需符合 SMART 原则，即具体性（Specific）、衡量性（Measurable）、可达性（Attainable）、现实性（Realistic）和时限性（Time-based），关键绩效指标法标准鲜明，便于评价。但标准确定难度较大，缺乏一定的定量性，方式也相对单薄。

360 度绩效评价法（全方位评估）是由自身、上级、下级、同级和服务对象等全方位的各个角度来了解评价对象的绩效，评价对象可以从多角度了解自身优劣点与发展需求，360 度绩效评价法一改传统的上级考核下属的方式，避免出现"晕轮效应"；考核结果相对全面、公正；反馈有利于团队建设和沟通。但考核成本相对较大，考核培训工作难度也较大。

二、平衡记分卡下绩效评价

（一）基于平衡记分卡的绩效评价原理介绍

平衡记分卡由四个部分组成：财务（Finance）、客户（Customer），内部流程（Internal business process），学习与成长（Learning and growth）。这四个部分又分别由外部评价指标与内部评价指标、成果评价指标与导致成果出现的驱动因素评价指标、客观评价指标与主观评价指标、短期评价指标与长期评价指标四个方面的平衡组成。各个组成部分是以一种集成的方式体现，目标与业绩之间存在"因果链"关系，有助于管理者对整项改革发展过程始终保持关注，齐心协力为实现改革整体目标而努力。可见，基于平衡记分卡的绩效评价法相对适用于医院综合改革绩效评价。

（二）医院综合改革绩效评价中的应用

医院综合改革绩效评价可以根据平衡计分法，从财务、患者、服务流程、学习成长四个维度确定一级评价指标，采用 Delphi 法（德尔菲法）确定二级、三级评价指标，结合 AHP 法（层次分析法）确定评价指标权重。其中：二级指标可包括经济效益、患者负担、患者信任、缺陷管理、服务效率、医疗质量、科学研究、职工成长 8 个指标；三级指标可包括成本结余率、人均创收、药品比例、均次费用、患者满意度、纠纷发生率、病床使用率、平均住院日、治愈好转率、医疗质量考核、科研考核、学历职称考核 12 个指标。

三、综合评分法下绩效评价

衡量医院综合改革成效的内容很多，既有体现社会效益的指标也有体现经济效益的指标，具体有涉及医院公益性质的体现，缓解看病难看病贵问题的体现，提升医院医疗与服务效益的体现等内容，并随着医院综合改革进程的全面推进而持续完善。可见，综合评分法相对更适用于对医院综合改革的绩效评价。

第四节 绩效评价实践

一、政府主管部门考核应用

当前，各地尤其是医院改革试点省市，均根据当前实际需要，拟定医院综合改革绩效评价指标体系，为合理评价当前医院改革得失提供工具；通过"以评促建"的方式发现并解决医院综合改革过程中的短板；以及时纠正改革过程中的偏颇，把握医院综合改革的总体方向；以比较寻求更为有效的医院改革基本路子，确保医疗卫生体制改革取得重大进展。

城市医院的发展关系到不同的利益，作为医疗服务改革主体的医院改革，是决定医改成败的关键环节，医改应该充分考虑到患者、医务人员、医院等多方的利益平衡，缺少了任何一方，都不能说成功。因此，城市医院改革只有注意处理好各利益相关者之间的关系，兼顾各方的诉求，保障各方的权利与利益，才能真正地成功，才能真正地解决"看病难，看病贵"的问题。根据广西试点城市三级医院的改革中各个利益相关者出现的状况，以及三级医院的SWOT分析结果，本研究从不同利益相关者角度出发，提出三级医院未来的发展策略。

二、政府维度

（一）监督控制医院负债严重现象

针对三级医院突出的超额负债问题，政府部门应组织清理和审计城市医院的债务，分析盈亏状况，明晰责任。一是由于政府在基本建设、政策性亏损、设备购置等投入缺乏而造成的债务，应主要由政府通过中央财政转移支付方式缓解，省级财政和地方财政按一定比例承担相应的化债资金；二是属于医院管理不合理、虚高扩张建设形成的债务，给医院资金带来较大风险和压力，这部分自欠债务需明确由医院自行承担，往后债务只能减，不能超过现有水平。

各级卫生健康行政部门，应加强卫生规划的科学性，严格审批新院成立、院区改扩建以及大型医疗设备的购置，防止过于追求医院经济效益、与医院现状相悖的攀比和跟风，减少超级医院虹吸效应造成的卫生资源浪费和分配不均。

（二）制定药品零差率实施的配套政策

取消药品加成是城市医院综合改革的重点，替代加成的补偿为政府补助和医疗服务收费，药品零差率销售虽然能降低药品售出价格，但是患者自付占比较低，未能真正感受到药价的降低，而如今从三级医院角度而言，严重不足的政府财政补助较难维持医院的运营和发展，从而使医院医疗服务趋利性较强成为常态。若政府补偿未能及时到位，医院长期存在的收入缺口不仅难以解决，并将很有可能进一步扩大，成为影响医院发展和学科建设的重要因素。所以，建议建立长效可行的补偿机制，其中政府补偿应高于药品零差率实施前的医院收入，保障医院公益性。加快出台药事服务项目物价政策，用以体现药学人员服务价值，稳定药学人才队伍，提升其工作积极性。

（三）加强政府对医院的监管

有效的政府监管有利于督促医院对社会资源的合理利用、资金使用效率的提高、医疗服务质量的提升、相关利益的均衡。目前受市场经济的冲击和政府投入不足的双重影响，医院为维持运营发展而片面追求经济效益，促使医院最基本的公益性逐步淡化甚至被忽视。因此，一方面建立医院法人治理结构中董事会、理事会的监督机制，另一方面建议成立专门的监督与管理的政府部门，对医院管理者和医护人员的行为进行有效监督，并开展以思想教育与素质提升为主题的培训课程；另外拓展多样化的举报监督方式，如互联网检举、举报热线、投诉信箱等，提高公众对医院的动态关注和监管；最后针对医院现存的职权滥用、医疗资源浪费或责任心不强、公私不分或服务态度恶劣等行为，建议依据造成的后果严重情况进行教育和批评，引领医院健康风气和有效运行。

（四）医疗保险支付改革

医保支付比例的改革：保持付费总额不变的前提下，提高综合绩效的有效方法为合理调整医疗保险支付比例。建议以患者经济条件和患病种类为区分依据，制定不同层次的阶梯性医保支付比例，避免"一刀切"造成的资源配置不均。经济负担较重难以支付巨额诊疗费用的患者，可适当增加医保支付比例，减轻病人和医院的经济负担，缓解目前人民群众面临的"看病难、看病贵"困境。

医保支付方式改革：目前，多样化的医疗服务需求与医院传统、单一的医保付费方式越来越不匹配，有效的医保付费方式不仅能合理控制医疗费用，而且持续推动医院服务效率的提高。为满足医疗服务的差异化需求，医疗保险机构和医院作为重要主体，需根据病种和医疗服务不同的特征，协商制定差异化的付费方式，如治疗措施较固定、诊断相对明确的疾病可按病种支付，较难明确的疑难杂症则按照项目支付方式。此后进行医保支付方式改革中，因势利导推动多种付款方式相结合，克服后付制和预付制的不足，实现医疗费用的有效控制、减轻患者经济负担。

三、医院自身维度

（一）着力打造并发展重点专科

三级医院是医疗卫生服务里的一股中坚力量，承担的工作主要是疑难杂症和危急重的治疗。作为一家三级医院，首先应意识到重点专科对于三级医院的重要性，了解国家级和省级重点专科的标准，然后根据当地和本院的情况，打造出属于自己的特色专科。增加对各类技术项目的激励和扶持力度，在资金方面提供充足的保障。与此同时，也应加强临床各科室和医技科室的交流与合作，开展多科协作的项目。加大力度开展技术项目，加强医院自身的服务能力，以此来提高三级医院的竞争力。

（二）加强医院的文化建设

管理者对于医院在经营管理时产生的有关医院设计改革和发展方向的深入思考是医院文化的来源之一，医院文化可以通过倡导或建立一系列核心理念、基本价值观和行为规范的方式来影响医护人员，进而使其接受，并且最终能体现于医护人员的实际行动中，贯彻在医院的整个治理过程里。因此，有必要加强医院在文化方面的建设，建议医院的管理者注重自身以及医护人员的观念意识培养，尤其是加强关于市场与竞争、危机与创新以及为病人服务等方面的意识。加强意识培养，有利于提高自身及医护人员对医院改革的热情，引导其更积极地投入工作，在提高医院经济效益的同时，还有助于降低医院的逐利性，从而引导医院回归公益性。

（三）充分发挥分级诊疗中联合体的作用

现阶段随着分级诊疗的推进，医疗联合体正在各省市逐步兴起。各三级医院应当充分利用自身在技术和人才上的优势，建立医疗联合体，再通过医疗联合体及相关平台，加强三级医院与二级医院、乡镇卫生院和社区卫生服务机构的联系，逐步实现实际有效的逐级转诊和双向转诊。与此同时，也应注意充分发挥医疗联合体的作用，扩大三级医院服务范围，发挥人才技术优势，可通过健康宣教、定期坐诊等形式，与社区卫生服务机构共同合作推进慢病管理、社区义诊等服务，保障出院病人的后期健康服务需求和健康促进，实现"医院＋社区"慢病管理的无缝对接。通过延伸医联体范围内三级医院的服务范围，顺应分级诊疗以及健康服务产业发展的趋势，推进更多的优质卫生资源下沉，同时也能扩大三级医院的影响力，提升其自身的竞争力。

（四）探索和加强多方合作

三级医院在专业人才队伍、临床活动、医学信息等方面有着多年的积累与探索，而高等院校、科研院所在科研、教育、成果转化应用等方面拥有强大优势，医院可考虑利用该优势加强科研实力，深入开展系统研究，以加快医院的临床研究成果转化，进一步提高其核心竞争力。首先，可考虑与国内外高校合作，利用其科研平台，提升科研能力。其次，随着我国疾病模式的转变，在医院内部应引入、加强多学科协作诊疗，拓展研究方向，加强高技术水平科学研究开展。最后，加强院企合作研发工作，促进新医疗技术或药品的临床应用的开展，提升医院核心竞争力。

四、医务人员角度

（一）工作负荷方面

医务人员工作负荷过重可能对医患双方造成严重影响，医院管理者必须加以重视。想要合理减轻医务人员的工作负荷，首先应当做好医务人员工作量的评估工作，不仅要考量医务人员的实际工作时间，还应重视医务人员的脑力劳动的多少、是否存在心理负担以及个人体力上限等等，规范医务人员加班时间的长度，必要时限制员工的加班总时长，避免出现过度疲劳工作。其次，加速对高质量医疗人才的培养，扩大人才的引进，提供适宜的人才培训进修机会，提升人才的质量。并且，要合理的配置人力资源，安排合适的人到合适的岗位；对于重点关键科室配备足够的医务人员，突发特殊情况时应及时调配人手，确保人力的充足；合理的配备医疗辅助人员，例如给医院病房中增加护工、门诊医生增派辅助人员等，帮助医生高效地完成医务工作，减少工作量。

（二）工作薪酬方面

医务人员是医院在改革过程中的主力军，该群体在医疗卫生事业领域中占据着重要地位，在提升医疗服务质量和医疗技术发展水平发挥着重要作用，因此在该领域中，人力资本的重要性远远大于其他资本。在多数发达国家，医生有很高的社会地位和收入地位，在美国医生的年收入是一般人的 3 ~ 8 倍，在英国可以达到 2 ~ 3 倍，在澳大利亚为 3 ~ 4 倍，而在我国只有 1.1 倍。提高医务人员的薪酬待遇和福利水平能够更好地调动他们的工作积极性、促进个人更好地发挥主观能动性，同时提高医务人员内心的存在感、激发他们的潜在能力，从而达到提高工作效率的目的，因此，提高医院医务人员的薪酬水平就显得尤为重要。目前由于医疗服务定价机制的不完善，政府和医院仍需进一步做好该方面的测算工作，一些能反映医务人员技术价值的医疗服务项目价格也应有所提高，如诊疗费、手术费、护理费等劳动技术类项目，加大医务人员的保障力度，同时适当给予一定的医疗服务作为职业补贴，包括定期的体检，特慢病的排查与监测，职业病的免费治疗和免费心理疏导等。

（三）职业发展方面

由马斯洛的需要层次理论分析可得知，人才在自我实现方面的需求非常明确，就是通过具体明确的事业发展目标和阶段清晰的职业生涯规划，加之充分发挥自身潜能和专业特长，以追求个人价值的实现。因此，要对医务人员产生更高层次的激励，就要考虑如何为其提供良好的发展平台和晋升空间，可从以下几个方面着手：首先，医院要注重医务人员的个人发展，根据医务人员的实际情况设置合理的培训活动，通过培训使医务人员明确自己的定位，了解自身的优点和劣势，让其看到自己本职业良好的发展前景以及个人发展空间、职务晋升空间等，从而让医务人员能减少一定的后顾之忧，专心工作，不懈进取，为医院做出个人的贡献。其次，医院也应注意为医护人员搭建相关的发展平台，提供教学科研经费，挑选人员定向培养学习、创造国内外进修机会等，以多种多样的方式促进医务人员的全方位发展。最后，将医务人员的个人的成长愿景同医院的发展目标相结合，力求所有的医务人员都能充分发挥工作热情和个人作用。

五、患者维度

（一）提高服务质量

有相关研究表明，医疗技术是影响患者满意度的一个重要因素，医疗技术水平的高低与患者满意度之间呈现较强的正相关作用，因此提高医疗质量和技术水平是缓解医患矛盾的重要途径。高水平的医疗水平是医院生存的前提，也是确保患者满意的核心要素，更是被民众和社会认可的重要标志，治疗效果的好坏更将影响患者对医院的主观评价，因此，医院应该充分发挥自身的资源优势，提升自身的诊疗水平，从而提高医院的危重病人抢救成功率和治愈好转率，同时降低死亡率，时刻记得将医疗质量作为医院经营策略里的核心和关键。

（二）降低费用负担

多项研究表明降低医疗价格可以提高患者的满意度，医疗服务的价格与患者的满意度相关。因此，医院在保证医疗服务质量的同时，还要兼顾服务价格的控制。医务人员应坚持合理治疗的理念，在治疗过程中选择方法科学，同时疗效好、创伤小、花费少的诊疗方式。坚持合理检查，在患者有疑问时及时将检查项目的必要性及检查结果告知患者；根据患者实际病情选择较低价位的检查项目、不开与诊断病情无关的检查项目。同时要注意合理选择药品，在确保疗效的前提下，优先选择价格低廉、不良反应小的药品，减轻患者的费用负担；及时对不合理的检查、治疗和用药情况进行公示，并制定相关规定和标准，使其与绩效挂钩。

（三）提升服务态度

服务态度的好坏同样影响着患者满意度的高低，而服务态度也体现出医院的医德医风。要想改善医务人员的服务态度，可以首先从医德医风的建设方面入手，定期对医务人员开展医德医风培训，督促医务人员加强对患者的人文关怀，让患者感受到来自医者的关心和尊重，坚持"以患者为中心"的服务理念，例如对行动不便、年迈、身体虚弱的患者给予主动、及时帮助等。其次，应加强医院志愿者服务，提升患者的就医体验，充分发挥志愿者在医患关系中的纽带作用，进一步做好咨询、导诊、分诊和安保工作，协助维护就医秩序、做好医院宣传等工作，多方位提升患者对于医院服务的满意度。

（四）畅通投诉反馈渠道

建立多渠道投诉反馈机制：加强对医务人员在法律法规方面的培训，确保全员参与，提高医务人员的法律素养，规范自身，依法执业。针对日常巡查过程中发现的问题和已接待的投诉，每月、每季度均要对其进行问题分析、汇总，并提出整改措施，逐科室进行反馈，督促临床科室进行整改。同时利用业务查房的机会，针对巡查科室的投诉进行分析、点评和反馈。利用每季度的临床科主任例会、年度安全管理委员会等院内会议，对医疗投诉情况进行分析点评，明确存在问题，协助各科室制定相应的防范和改进措施。

六、民营医院维度

（一）学习借鉴民营医院发展经验

增强竞争意识，提升品牌价值。民营医院是一种非政府开办的医疗卫生机构，它是社会主义市场经济体制建立和卫生改革发展的产物，民营医院的创立和未来发展走的是市场化的道路，其更多还是以市场化为机制来运作，有较高的市场化程度，具有更强的忧患和竞争意识，也更注重医疗质量和品牌建设。医院要想在健康中国建设中保持多年来的竞争力，就必须重视在竞争医生意识的培养，增强医院管理者的市场竞争意识，解除思维僵化，转变医院管理模式和运营方式，加强医院的成本管理，革新人事薪酬制度，使之不断适应医疗市场的变化。

（二）加强医院与民营医院之间的合作

在医疗机构逐步发展的过程中，不论是医院还是民营医院都存在着各自不同的优势和不足，想要更充分地利用好市场，更好地发挥出各自功能，就必然要选择通过合作来实现资源共享、优势互补和互惠互利。例如以业务指导的形式合作，医院以输出品牌、技术、管理等形式，充分发挥自身的人才技术优势和品牌效应，与开展协作的医院共同发展好医疗服务市场。在此合作模式中，民营医院仍享有完全的自主经营权，可以通过各类资源共享的形式与医院进行合作，针对现有资源，根据具体需求和医疗卫生资源配置的情况，对所有合作意义的床位功能、学科设置进行统筹规划，以此来更好地促进闲置资源的合理利用，缓解医院床位紧张、医护人员短缺，以及病人看病难住院难的情况。同时，民营医院只拥有有限的自主经营权，还有一种是以股份制合作的形式进行合作，让员工持股，政府保留一定的股权，这样的做法既能提高医院的民主程度，又能增强员工和医院之间的联系，增强组织归属感和承诺感，从而激发员工工作的积极性，有助于改善医患关系。

七、媒体维度

当今时代网络高度发达和普及，自媒体成了格式媒体中不可忽视的一部分，在这样的大环境下，医院的未来发展也将会持续应对着在突发事件带来的挑战。"话语权"是控制舆论的权利，话语权掌握在谁的手里，那么很大程度上就决定了社会舆论的走向，因而手握话语权的一方在应对突发事件时也就占据了相对有利的位置。医院在处理应对突发事件和引导舆论走向时可从以下方面采取对策。

（一）多与媒体接触，注重新闻发言人的培养

主动关注网络和各类媒体中的舆论，尊重网民群体的言论，虚心听取意见，多和传统媒体接触，积极为传统媒体提供相关信息，增强与媒体双方之间的信任，使传统媒体在医院面对突发事件时能成为医院传话筒；同时也应当积极学习使用各类新媒体，重视网络舆论阵地的作用。医院要建立起完善的信息发布机制，应当有专门的机构或人员负责医院对外信息的发布和突发事件的公关处理。加强工作人员的管理和培训，使其熟悉社交媒体的特性，在善于使用各项社交媒、实时活跃于各类社交媒体的同时，通过发表积极的公开信息和言论来累积人气、公信力和相关经验。

（二）实事求是，同时做好保密工作

加强信息的公开，实事求是地将事件发展过程和集体情况如实告知民众，做到及时全面公开，充分利用各种网络平台和媒体发送消息。建立新闻发言人制度，能及时有效地应对各类突发事件，以及正确引导社会舆论；利用活跃于各类社交媒体的"网红""网络大 V"等，主动向他们提供真实且准确的突发事件相关信息，使其成为医院圈权威信息的传声筒，避免由于信息不对等而出现的舆论导向不正的问题。对于有涉及医院内部机密的信息，应当加强保密管理工作，把信息安全工作作为整个医院的工作重点来推行，提高员工在信息安全方面的意识，让员工都意识到信息安全的重要性，增强保护个人和医院内部信息的主动性和责任感。

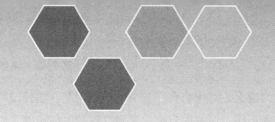

第八章 提升医院运营决策力

第一节 设备投资比较决策

为提高医院有限资金的最大使用效率，发挥设备资源的最大利用效率，我们有必要结合医院实际需求，运用管理会计的工具与方法，科学核算最佳方案，为最终决策提供有力依据。

医院投资是指为了改变或扩大医院的运营能力，而将大量资金用于医院未来较长时间（一般为一年以上）的运营活动。医院投资决策是指医院为了在今后若干年获取更大或较多的经济收益而投入大量资金，以增加医院服务能力的决策。医院投资决策考虑的重点除了认真研究技术的先进性和实用性外，还应从成本和效益的关系上重点分析投资方案在经济上的合理性，达到技术和经济的统一与最优化。

一、主要分析指标分类

分析指标可以分为非折现分析指标和折现分析指标两类。

（一）非折现分析指标

非折现分析指标，又称静态指标，是指在计算过程中不考虑货币时间价值，而直接按投资项目形成的现金流量进行计算的指标，如投资回收期、平均投资报酬率法等。

（二）折现分析指标

折现分析指标，又称动态指标，是指对投资项目形成的现金流量在按货币时间价值进行统一换算的基础上进行计算的各项指标，其常用的指标为净现值法、现值系数法、内涵报酬率法等。

二、分析指标的计算方法

（一）净现值法

净现值是指投资方案未来现金流入现值与其现金流出现值的差额。如果净现值大于零，说明该方案可行，如果净现值小于零，说明该方案不可行。在可行性方案中，净现值越大，说明经济上越合算，方案越佳。如果几个方案的投资额相等，且净现值均大于零，那么净现值最大的方案为最优方案。

净现值法的优点是考虑了资金的时间价值及投资的风险性，能够反映各种投资方案的净收益。缺点是不能揭示各个投资方案本身可能达到的实际收益率，以及净现金流量的测量和折现率确定比较困难。同时，当多个备选方案的投资额不同时，单纯比较净现值的绝对量是无法做出正确分析的。

（二）现值系数法

现值系数是指投资方案的未来报酬的总现值与原始投资额的现值之比。现值系数法的决策规则：在只有一个备选方案是否采纳的决策中，若现值系数大于1，则采纳，若小于1，不予采纳，现值系数等于1，说明项目未来报酬的总现值正好等于原始投资的现值。在多个方案的互斥选择决策中，应采用现值系数较大的方案。

现值系数法是一个折现的相对量分析指标，其优点是考虑了资金的时间价值，能真实反映投资项目的盈亏程度，由于现值系数使用相对数来表示，适用于初始投资额不同的投资方案之间对比，但其同净现值法一样都无法直接地反映投资项目实际可能达到的投资报酬率是多少。

（三）内含报酬率法

内含报酬率是指投资项目在其寿命周期内按现值计算可能达到的投资报酬率。内含报酬率法的基本原理，就是根据这个报酬率对投资方案的全部现金流量进行折现，使未来报酬的总现值正好等于方案原始投资额的现值。内含报酬率的实质就是一种能使投资项目的净现值等于零的折现率。

内含报酬率的优点是重视资金的时间价值，能动态反映投资项目的实际收益水平，克服了比较基础不同时，分析和排列备选方案有限顺序的困难，但该指标的计算较为复杂。

（四）投资回收期法

投资回收期是指根据投资方案的预计回收期来确定该方案是否可行的决策分析方法。回收期是指以投资项目的各年现金净流量来回收该项目的原始投资总额所需时间。投资回收期分为静态投资回收期与动态投资回收期两种。静态投资回收期是在不考虑资金时间价值的条件下，以项目的净收益回收其全部投资所需要的时间。动态投资回收期是把投资项目各年的净现金流量折现后，推算出投资回收期。一般来说，回收期越短，回收投资的速度越快，该项投资的效果就越好，反之，回收期越长，回收投资的速度就越慢，投资方案承担的风险就越大。回收期法计算简便、容易理解，但是未考虑回收期期满后的现金流状况，不能全面反映方案的经济效益。

三、设备投资决策实务

（一）设备购置决策

设备购置决策主要涉及两个方面的选择，一是某项设备是否应该购置；二是预购置的某种设备，以何种方式取得或取得哪种类型的设备。

（二）设备维修决策

设备维修决策主要是对设备的大修或重新购置新设备的有关备选方案进行对比分析，从中选出经济有利的设备修理方案。

（三）设备更新决策

随着科学技术的进步，医院设备的经济寿命周期大为缩短，有时尽管设备还能继续使用，但市场上已出现性能更好、效率更高的设备，如不更新就必然会出现材料及能源消耗大、效率低、质量差、维修费高等问题，医疗设备更新决策主要是研究是否更新及何时更新的最佳更新方案。

第二节 PPP 公私合作办医

为适度缓解财政资金压力，引入社会资本经济活力，提升医院竞争能力，国家大力倡导实施公私合作 PPP 办医模式，创新医院综合改革途径，以夺取医院综合改革的胜利。

对于社会资本来说，需要对所投资的医疗合作项目进行风险与效益的评估；对于医院来说，需要梳理医疗合作过程中的管理漏洞，防止国有资产流失。为此，管理会计在此项医院体制机制的大改革中将发挥不可或缺的积极作用，

一、公私合作办医简介

（一）背景和意义

2014 年，我国卫生总费用为 35379 亿元，占 GDP 百分比为 5.56%；根据国家卫生和计划生育委员会 2016 年 7 月份发布的《2015 年卫生和计划生育事业发展统计公报》初步核算，预计 2015 年全国卫生总费用占 GDP 的比例可以达到 6.0%。我国卫生总费用投入逐年有所递增，但仍与欧美等发达国家差距较大，甚至低于巴西、印度等第三世界国家，人均卫生资源更是相对不足。

为建立中国特色医药卫生体制，逐步实现人人享有基本医疗卫生服务的目标，早在 2009 年，中共中央、国务院发布了医改里程碑式的文件《关于深化医药卫生体制改革的意见》，明确要求鼓励和引导社会资本发展医疗卫生事业，一方面以缓解政府资金压力，另一方面也积极发挥"鲇鱼效应"，促进医院服务效率大幅度提高，使有限的医疗卫生资源发挥更大的积极效应。

（二）PPP 的定义

1.PPP 的定义

PPP 是英文 Public-private Partnership 的缩写，即公私合作关系。百度百科解释："PPP 是指政府公共部门与私营部门合作过程中，让非公共部门所掌握的资源参与提供公共产品和服务，从而实现合作各方达到比预期单独行动更为有利的结果。"PPP 方式具有伙伴关系、利益共享、风险分担的特性。

2.PPP 办医的定义

PPP 合作办医就是指在公共医疗领域引进社会资本，实现公私合作办立医疗机构，提供医疗服务的方式。

3.PPP 办医的模式

PPP 模式主要有 10 余种模式，例如民间主动融资（PFI）、建造—运营—移交（BOT）、建造—

拥有—运营—移交（BOOT），建设—移交—运营（BTO）、重构—运营—移交（ROT），设计建造（DB）、设计—建造—融资—经营（DB-FO）、建造—拥有—运营（BOO）、购买—建造—营运（BBO），只投资、作业外包、运营和维护合同（O&M）、移交—运营—移交（TOT），股权产权转让、合资合作等模式。经对比分析上述众多方式的优劣点及适用背景，结合当前医药卫生体制改革特点及PPP办医原则，本书认为适合PPP办医方式的主要模式有外包、特许经营、租赁、建造—拥有—回租、建造—拥有—运营、出售、股权产权转让及合资合作等几种方式。

（三）政策与要求

目前，各地正逐步尝试PPP办医模式。以国家第二批医院改革试点省份浙江省为例，人均医疗卫生资源也相对不足，浙江省省级及地方卫生主管部门均设置了引入社会资本办医的政策、规划、目标，以期进一步缓解看病难看病贵问题，提升浙江省整体医疗服务能力。

（四）国内外现状

1. 国外PPP应用现状

PPP理论源于欧洲，在英国，PPP方式在供水、交通方面得到广泛应用；在法国，PPP方式广泛应用于供水、污水处理、市中心供热、垃圾处理、电缆运营、垃圾收集等基础设施和公共服务；在荷兰，供水部门充分应用了PPP模式；美国的PPP方式也主要应用于水务与交通。

2. 国内PPP应用现状

1906年新宁铁路修建投资模式是中国PPP方式的雏形。2014年，财政部陆续印发了《关于推广运用政府和社会资本合作模式有关问题的通知》《政府和社会资本合作模式操作指南（试行）》《关于政府和社会资本合作示范项目实施有关问题的通知》等系列文件，为政府和社会资本合作提供前期政策引导2014年12月，财政部公布了30个PPP示范项目。2015年6月，国家发改委公布的1043个PPP示范项目总投资达1.97万亿元，其中涉及医疗卫生事业的就有75项，投资达496.4427亿元。PPP模式已成为当前资本应用模式的热点。

当前，在医疗卫生事业领域，比较典型的PPP办医案例有江苏宿迁、湖南湘雅、云南甘美、北京和睦家启望肿瘤中心、浙江台州市立医院、煤炭总医院、凤凰医疗等。

二、社会资本投资决策

社会资本对医院进行PPP合作办医的投资，同样的投资额与不同的合作伙伴合作会产生不同的回报；不同的投资额与合作伙伴合作，会产生不同的收益与回报率。为此，作为社会资本，也需要充分利用管理会计的工具与方法，对PPP合作办医投资方案进行核算、分析与比较确认。

三、资产流失防范环节

（一）前期探索成果

当前，在医疗卫生事业领域，比较典型的PPP办医案例较多，其案例结果成功、失败各有原因。失败的案例中最常见的一个原因就是国有资产流失。

（二）防范的必要性

医药卫生体制改革是一个不断探索的过程，我国的医院医改已步入了"深水区"，改革所面临的难度是前所未有的，许多未知问题也确实尚待解决。国家"十三五"规划也明确提出"完善各类国有资产管理体制，以管资本为主加强国有资产监管，防止国有资产流失"的要求。目前，医疗卫生事业领域在引进 PPP 方式的同时，如何防范国有资产流失，确保国有资产保值增值方面的研究尚相对不多，急需针对性地找出国有资产流失防范的关键环节，为下一步提出防范流失的建设性意见建议、制度体系、措施方案打下扎实的基础，为科学、合理的推进 PPP 办医方式改革提供先期探索，进一步促进医药卫生体制改革向前发展。

为顺应国有企业监管需要，国家成立国有资产监督管理委员会，根据政府授权，依照《中华人民共和国公司法》等法律和行政法规履行出资人职责，指导推进国有企业改革和重组；对所监管企业国有资产的保值增值进行监督，加强国有资产的管理工作；推进国有企业的现代企业制度建设，完善公司治理结构；推动国有经济结构和布局的战略性调整；但其工作重心主要是围绕国有企业的资产监管，对于以公益性为核心的医院资产监管尚有待于进一步深入探究。由 PPP 模式是新近探索的资产运作方式，该模式下国有资产流失防范的研究也尚处于起步阶段，对 PPP 办医方式下国有资产流失防范关键环节的研究也有待于进一步深入探究。

（三）研究基本思路

我们有必要分析确定 PPP 办医方式的主要模式，进一步科学界定医院国有资产范畴，借鉴国企改制环节控制经验，结合医院特点，采用结构化研讨方式初步确定 PPP 各主要模式办医方式下的防范关键环节，聘请专家进行总结归纳，初步确定本研究成果，经典型 PPP 案例的实践验证并改进，最终确定 PPP 办医方式下国有资产流失防范关键环节，为防范流失的建设性意见建议、制度体系、措施方案打下扎实的基础，为科学、合理地推进 PPP 办医方式改革提供先期探索，进一步促进医药卫生体制改革向前发展。

（四）环节萃取方法

1. 文献复习法

学习各级政府部门有关医院改革、PPP 项目推进的相关文件精神，利用信息系统检索中国知网、万方、维普、中国生物医学文献等数据库中国内公开发表的国企改制防范国有资产流失的相关文献。

2. 结构化研讨

借鉴国企改制防范国有资产流失的环节控制经验，结合医院特点，运用思维导图、分层图法，通过独立思考、汇集、借鉴、分类和排序，初步梳理 PPP 办医主要模式下国有资产流失防范关键环节。

3. 德尔菲（Delphi）法

提炼 PPP 办医主要模式下国有资产流失防范关键环节，选择大学相关专业学术专家、政府相关职能部门管理层、卫生计生委主管领导、医院决策层、医院职能部门负责人、医院资产管理员等相关人员组成专家组，对 PPP 办医主要模式下国有资产流失防范关键环节进行定性确认。

4. 定性系统评价法

归纳出 PPP 办医的若干主要模式下国有资产流失防范关键环节，分为若干类、几十个关键环节。

（五）确定关键环节

经梳理，PPP 办医主要模式下国有资产流失防范关键环节较多。比较典型的类别和环节有：

外包模式下招标方式及流程的确定，标底的拟定，医疗服务质量的确保，费用结算方式及期限的确定。

租赁方式下私营范围的划分，共享资产、成本及利益的分担，招标方式及流程的确定，合约条款的维护，合约期资产改造及维护成本的划分，租赁过程中国有资产保值增值目标的实施，资产归还时剩余价值的评估。

特许经营方式下政府扶持政策的拟定，开办期援助人力成本的核算与结算，政府购买医疗服务的价格确定，招标方式及流程的确定，篡改病案套取医保资金的防范。

建造—拥有—回租方式下租赁费的合理确定，合约期改造维护成本的分担等。

建造—拥有—运营方式下开办期人力资源援助的结算，购买服务的标准价格确定，服务质量的确保，经营范围的划分。

出售方式下医院资产的清产核资与评估，政府购买医疗服务的价格确定，医疗服务质量的确保。

股权产权转让及合资合作方式下招标方式及流程的确定，医院资产的清产核资与评估，公私双方责权利的划分，合同期内国有资产保值增值的确保，关联方交易的途径，合同期结束后国有资产的收回，破产的认定以及各自责任的分担等。

为此，PPP 办医方式下国有资产流失防范应重点关注原则底线、资产范畴、价值评估、政策法规、操作流程、监督考核等方面的内容。

（六）意见建议总结

PPP 办医方式下国有资产流失防范关键环节可分为若干类、几十个，应根据具体模式具体把握，其中尤其应注重以下几个方面。

1. 明确 PPP 办医方式的原则底线

以医药卫生体制改革目标为出发点，进一步维护医院的公益性，进一步解决老百姓反映较多的"看病难"和"看病贵"的问题，进一步提高医疗服务质量，确定 PPP 办医方式下国有股份占比、职工参股与否、设定指导价格等原则底线。确保 PPP 办医模式的初衷，防止因过度追求经济效益而丧失医院的公益本性。

2. 明确划分医院资产范畴

医院资产是指由医院过去经营交易或各项事项形成的，医院拥有或控制的，预期会给医院带来经济利益的资源。2010 年，财政部发布《医院会计制度》，明确医院资产包括流动资产和非流动资产，常见的有银行存款、固定资产、无形资产等，但未明确商誉、医疗技术、人力资源等新兴资产的国有资产范畴，而医院商誉、医疗技术与医疗人才恰恰是一个医院的灵魂所在。建议在 PPP 办医方式转换过程中合理评估，将新兴资产的价值纳入医院资产整体范畴。

3. 合理进行医院资产评估

通过合理合法程序，必要时通过招投标方式，确定具有较强业务能力的社会中介机构，对医院国有资产情况进行合理评估、正确衡量，积极参照 2016 年 7 月已通过并于 2016 年 12 月施行的《中华人民共和国资产评估法》，提升资产整合过程的质量。

4. 提升 PPP 办医的流程规范性

明确重大事项集体决策机制和流程，明确招投标流程和具体方式方法，充分披露医院资产交易信息，建立相对科学的医疗服务价格定价机制，构建 PPP 合作办医的法人治理结构，提升监管层的整体素质与能力，完善操作环节内部控制，完善医务人员激励机制，明确责任追究制度，建立并执行医院国有资产监管考核体系，进一步加强法律法规的制约机制。

四、机构整合风险防控

随着社会资本的大量涌入、卫生主管部门与计划生育主管部门的整合，下属卫生机构之间的整体、机构和职能的整合也随之而来，其中不乏公共职能机构之间整合、公共职能机构与公益性质的医院之间整合、医院之间整合、医院与社会资本之间整合等多种形式。作为财务部门，关键是注重防范整合过程中可能带来的各种财务风险。

（一）研究目的

1. 公共卫生机构整合

2013 年，为进一步优化医疗卫生和计划生育资源配置，国务院将原卫生部和国家人口和计划生育委员会相关职能予以整合，设立国家卫生和计划生育委员会，为此，原各级卫生主管部门与计生委分别下属的各级妇幼保健中心与计划生育指导站等机构也陆续实现机构职能整合。2009年发布的《中共中央国务院关于深化医药卫生体制改革的意见》在医疗机构规划整合方面也提出了相关要求，旨在充分利用和优化现有医疗卫生资源，为此，许多公共卫生机构之间的撤并、整合案例也相应增多。

2. 医院规模效应

过于庞大的医院，其管理效率将受到严重影响，规模较小的医院其资源利用效率相对不高，为合理布局当地医疗资源分布，各地尤其是医院改革试点城市，医院拆分、整合案例也相应增多。

3. 社会资本进入医疗

社会资本进入医疗卫生事业领域的鼓励政策出台后，公私合作 PPP 办医案例如雨后春笋般应运而生。

为此，需通过初步的实践案例操作，总结出卫生机构整合关键环节的财务风险防范重点，为相关管理者和决策者提供参考。

（二）整合范围

1. 公共卫生机构

广义的公共卫生机构是指能够促进健康、预防疾病、保护健康的机构，包括各级卫生行政、疾病控制、卫生监督、妇幼保健、慢性病防治、社区卫生服务及公共卫生研究机构等。

2. 医院

医院是政府举办的、纳入财政预算管理的医院，即国营医院或称国家出钱办的医院。医院是我国体疗卫生服务体系中的主体。

3. 社会资本

社会资本部分出资，参与或控股医院运营，构建公私合作 PPP 办医模式。

（三）实践案例

以地市级妇幼保健中心和计划生育宣传技术指导站整合为案例，关注机构整合过程中的重点环节，防范整合风险。

（四）风险类型

1. 卫生机构整合流程

卫生机构整合流程需符合国家相关规定。

2. 关键环节风险类型归纳

以相关关键词检索国内主要全文数据库近 5 年相关文献，采用实践调查法总结实践案例的风险防控关键点，运用德尔菲（Delphi）法征求与统一意见后，将卫生机构整合过程中的主要风险划分为 6 类，分别是机构风险、意愿风险、资产风险、职责风险、廉政风险和政策风险。

（五）防控重点

1. 机构风险

卫生机构整合开始之际，需成立相关组织，全面负责整合过程中责权利的分配与管理，明确清算基准日和清算期限，在相关网站及报纸杂志发布清算公告。由卫生计生委、财政部门按照有关规定成立清算领导小组和清算工作小组，在纪委、检查、审计等相关部门的监督下开展工作。清算小组负责拟订清算方案，聘请经财政部门招标确认的会计师事务所，对资产、负债及净资产提出整合意见，对债权债务进行全面清理，对现有资产进行重新估价，编制资产负债表和资产、负债和净资产清单。通知所有债权人在规定期限内向清算小组申报债权，提出资产作价依据和债权债务处置方案，做好新旧卫生机构国有资产移交、接收、划转和管理工作，妥善处理遗留问题。清算期间，未经清算小组同意，任何组织和个人均不得擅自处置卫生机构资产。清算小组在清算结束时，撰写清算报告并会签，向委托机构汇报情况结果。

2. 意愿风险

卫生机构整合过程中，应充分尊重职工个人去留意向，合理解决人员分流问题，充分履行职工代表大会职责，广泛征求职工意见与建议，确保机构整合平稳、有序、科学地开展。

做好职工养老保险、医疗保险、失业保险、生育保险、工伤保险和住房公积金的清缴工作，确保前后不脱节、不错缴。

做好职工党组织、工会组织关系的衔接工作，消除职工后顾之忧，稳固职工，的归属感，强化职工主人翁意愿。

3. 资产风险

公立卫生机构资产属国有，整合过程中尤其应重点防范国有资产流失。

（1）事前防范

直接明确部分不正当事前决策无效，包括无偿转让资产，非正常压价处置资产，对之前无财产担保的债务提供财产担保，提前清偿未到期债务，放弃本应属于原卫生机构的债权。事前防范追溯期一般为6个月。

（2）事中防范

清算机构应聘请有较高信誉度与专业能力的中介机构，对债权债务进行合法清理，对现有资产进行合理评估。资产负债及净资产梳理结果、资产评估结果、债权债务处理结果、完税情况、清算费用、剩余资产情况需进行公示，接受社会公众及相关部门的监督。

（3）事后防范

整合后新机构的成立，如涉及收费项目，应积极向发改委申报，科学合理确定新机构卫生服务项目价格标准；及时把握当前价格鼓励政策，争取更多的项目自主定价权。

4. 职责风险

（1）明确时间节点

卫生机构进入整合阶段，应明确界定相关负责人的责权利，明确新旧机构法人履行职责的时间节点。

（2）办理相关移交

及时列明资产、负债及净资产清单，集合单位、财务及其他相关部门公章，收集所有工作人员个人工作印章，归集事业单位法人证书、组织机构代码证、税务登记证、开户许可证、票据购领证、收费许可证等单位相关证件，在上级主管部门的监督下办理移交手续，移交清单一式三份，经移交人、接收人、监交人签字后归档。

（3）清算期间权限

明确清算期间财务及其他事项的审批流程、权限及决策流程，明确各自职责，划清权限范畴，使整合工作有章可循、科学有序。

5. 廉政风险

整合全过程接受相关各部门及社会公众的监督。

整合过程中需严格设置限制条件，防止出现不正当利益输送或以权谋私现象。涉及经济性收支的银行账户需经公共资源交易中心公开招投标方式确定，以经济贡献指标、服务指标、社会贡献率等方面作为技术标和商务标，结合各大银行在本级财政性资金存放商业银行考评中的结果，结合账户活期存放基准利率上浮百分比，通过公开竞标的方式确定开户银行。

6. 政策风险

卫生机构整合过程中，需符合政府各职能部门具体规定与要求。

（1）清算费用

作为卫生机构，其经费来源主要是财政拨款及医疗活动，为此聘请社会中介机构的费用大多需向财政申请预算，如年初未列入预算的，则申请以预算追加或预算调整的方式予以解决；申请费用预算之前，应根据资产规模、工作量大小等因素合理预计委托费用。

（2）公章刻印

根据卫生机构整合成立批文，向公安部门申请备案后，按程序办理刻印手续。

（3）资产确认

合理划分原卫生机构资产范畴。例如，一些地区的妇幼保健院与妇幼保健中心是一套班子、两块牌子，往往是合署办公、合并管理，部分办公用房、办公设备甚至医疗专用设备均是共同使用的，为此需明确界定资产归属权限，经向财政申请资产调拨手续后明确原卫生机构资产权属；又如，一些卫生机构之前申请基本建设银行贷款时，由政府部门统一办理资产权证转让手续给城投公司。为此，则需向财政主管部门申请确认明确的资产权属界限。

（4）资产划转

首先，原卫生机构需分别按科室列示资产清单，聘请事务所进行资产核实和清产核资，按程序申请报损、获批后申请处置，对回收公司需经公开招标确定。其次，原卫生机构需分别向财政国有资产管理中心申请，将原机构资产、负债及净资产划转到新成立的卫生机构，新机构根据财政批复建账。

（5）法人证书

实施"五证合一"后，新机构仅需办理事业单位法人证书。经办人需持有《事业单位法人设立登记（备案）申请书》、新机构设立文件、《事业单位法定代表人登记申请表》、任职文件、身份证复印件、住所证明、经费来源（或验资报告）、授权委托书等材料办理。

（6）银行开户

新成立的卫生机构银行账户设立，如零余额账户、小额现金账户、公务卡账户及经营性账户，需持新机构的事业单位法人证书、经办人和法人的身份证原件及复印件、单位公章、预留印鉴等，经向财政预算处提出申请，向财政对口处室申请预算代码，再经财政结算中心授权后方可办理账户开通手续。银行账户开通后及时签订常规开支的托收协议。

（7）收费定价

卫生机构整合后，其执行的收费标准体系可能会发生一些变化，为此需向发改委进行申请与申报，按时执行新的收费标准。

（8）票据领用

在卫生机构整合之前，需向税务部门申请税务清算，经汇算清缴后，核销原相关票据，注销票据购领证；之后以新成立的卫生机构申办票据购领证；过渡期申购非套印票据。

（9）注销声明

对于银行账户、相关证件、单位公章、部门印鉴的注销，必须按相关程序予以公示。

（六）实践总结

公立卫生机构涉及国有资产，其整合过程需遵循相关法律法规、政策规章约束，符合党政、公安、人社、财政、税务、价格、医保、工会等相关部门要求，相关管理者与决策者必须本着合法合规、客观公正、严肃认真的态度，确保整合过程顺利完成，防范国有资产流失。

第三节　业务经营决策依据

一、外包与自营决策依据

（一）后勤保障内容

目前，为减少医院决策层与管理层对非医疗业务的精力牵涉，集中精力搞好医院综合改革，提升医院医疗服务，很多医院考虑是否将内部洗涤、保安、保洁、绿化等后勤服务予以社会化，既降低医院管理成本，又提高后勤保障能力。为此，需要运用管理会计的工具与方法，分析比较后据以决策。

（二）医技检测服务

目前，有些医院新开设的医技检测项目由于数量不多，而设备购置成本相对较高，医院选择将项目外送专业公司检测；但随着业务量不断增加，医院需要开始考虑是继续外送还是自检，哪个方案更为合理。为此，需要运用管理会计的工具与方法，分析比较后据以决策。

二、经营与注销决策依据

目前，部分医院有下属三产，主要经营与医院医疗活动相关或为医院提供产业链上下游行业服务，这些三产公司一般是以企业性质经营，更需要全面核算其经营绩效，减少医院决策层对三产管理的精力牵涉，集中精力搞好医院综合改革与技术提升。为此，需要定期对三产的经营状况进行评估，对经营管理绩效不善的及时予以关停并转，减少管理包袱，提升医院整体绩效。

三、医院经营风险分析

风险分析就是在风险识别和风险估测的基础上，对风险发生的概率，损失程度，结合其他因素进行全面考虑，评估发生风险的可能性及危害程度，并与公认的安全指标相比较，以衡量风险的程度，并决定是否需要采取相应措施的过程。

医院经营风险分析的概念则是在识别和估测医院经营风险发生的基础上，设定经营性指标对经营风险发生的概率进行综合考虑并评估风险发生的可能性。因为经营危机的发生并不是突然性的，而是不断深入加强的，医院管理者在运用这些经营指标对经营进行监控与测评，可以及时地对有可能引发经营危机的指标进行控制，避免经营危机的发生。

（一）医院经营风险特征

医院经营的性质和职能与一般营利性企业存在较大差异。由于医院是事业单位属性，医院与企业经营管理相比有以下几个特点：①医院预算管理在经营管理中起主导作用，基本上是以上年预算量加上一定的增减量构成本年的经营预算额，并没有科学的预算系统，而医院的经营管理活动大部分围绕经营预算开展起来的；②政府政策对于医院经营管理影响最大；③量入为出是医院的资金使用的原则，即根据收入的多少来确定资金使用额度。

医院经营风险同一般营利性企业相比有所不同，具体表现在：

1. 筹资环节

一般营利性企业筹资风险是指企业在融资获得资金后，被投资的项目无法产生预计的效益，实际情况与预想情况发生偏离而使得企业无法到期偿还贷款的风险。在整个过程中，企业面临着市场环境、对象与融资方法选择等因素的影响可能产生的风险。对于医院来说，筹资环节由于受到国家政策与自身事业单位因素的影响，除了国家政策性拨款和医疗业务收入之外主要是靠银行借款进行筹资。与企业不同，医院的资产不能抵押，因此银行贷款均为信用贷款。医院基本上不会有信用问题，因此从银行取得贷款的成本并不高，由此可知医院筹资环节的风险主要是银行贷款带来的风险。市场利率的变化和自身偿债能力都会引起经营风险的发生。

2. 投资环节

对于一般营利性企业来说，在投资环节的风险主要是由于外在或内在的原因导致投资的结果与预想发生了偏离的情况影响企业的盈利能力与偿债能力。对于企业的长期或短期的投资，管理者会在考虑到资产的流动性、投资的收益率与产生的经营风险这几种因素之后做出选择。医院的投资环节与一般营利性企业是可以类比的，均分为长期或短期的投资。目前，大多数医院在投资环节，主要投资有两类：即医疗业务用专业设备等固定资产的投资和对后勤服务性资产投资。

3. 利润分配环节

一般营利性企业在利润分配风险主要分为两个方面：一方面是收益确认的风险，由于客观环境因素的变化和会计计量方法的选择，一般营利性企业可能会高估利润，使得企业提前纳税或多纳税；另一方面是利润分配方式、分配时间和金额的不恰当，也会产生相应的经营风险。在这方面，医院和一般营利性企业存在相当大的差异，作为非营利性企业，获得的净收益一般不向投资人和管理者分配，因此，医院经营不存在收益分配方面的经营风险。

4. 资金运营环节

一般营利性企业在资金周转过程中遇到的是货币回收的时间节点和金额的不确定性。具体包括存货所占资金比重过大，甚至呈现存货积压（包括原材料、半成品及产成品），挤占了一般营利性企业较大的资金；另外，一般营利性企业还须为保存这些存货发生大量的保管费用（包括仓储费用、保管人员费用等），同时一般营利性企业还要承担市价下跌所带来的存货跌价损失及保管不善造成的物品损失，从而产生经营风险。一般营利性企业在应收账款方面，还常常面临着被拖欠的风险，严重影响一般营利性企业的资金流动性及安全性。相对于一般营利性企业，医院主要表现为病人医疗费的拖欠、各类支出特别是基本建设支出大大超过预算等方面，它也会导致医院经营收支失衡。医院产生经营收支失衡风险的原因：一是经营危机意识淡薄、对其认识不足；二是"等、靠、要"的思想在医院管理人员身上普遍存在，认为医院是事业单位，一切靠政府，不重视市场经济。

（二）医院经营风险类别

1. 债务风险

随着新医改方案的实施，给医院带来了更大的挑战。更多的民营医院进入市场，公立医院与民营医院站在同一市场上竞争，这就要求公立医院必须保持并加大自己的竞争力才能在越来越激烈的医疗服务市场上屹立不倒，因此公立医院为了长远发展，必须多元化发展。由于公立医院的现有面积有限，面对增加基础设施强烈需求，公立医院必须扩建，因此很多公立医院都纷纷扩大规模建设了第二住院病区。然而国家对于卫生投入费用逐年增加的情况下，对公立医院的补助却逐年减少，医院必须寻求新的筹资途径，即银行借款。某些医院盲目的极度扩张，是导致医院债务负担加重，形成经营风险的主要原因。

2. 收支失衡风险

医院的经营状况失衡和企业的有较大的区别，企业发生经营状况失衡，是因为发生经营危机，导致无法偿还债款而面临的破产风险。然而，由于事业单位性质，医院基本上不会有破产的可能性存在，收支状况失衡往往导致的结果是医院职工工资发不出来，造成日常经营的困难而使得医院难成持续经营下去。导致医院收支失衡的原因是医院定位不清晰造成的管理层经营混乱，对经营状况掌控能力低。

3. 资金运作风险

在现实中，资金分配、投放的过程常受到内外部不可预知因素的影响，最后致使实际的项目收益与预期的发生较大偏差，产生医院资金运作的风险。医院由于对经营方面长期不重视，导致在进行投资决策的时候并没有一套科学可靠的体系对投资项目进行可行性分析，对投资项目有可能存在的经营风险没有进行分析，导致许多医院对资产进行盲目投资，许多新进的、花了大量资金购买的医疗设备使用率却不高，这就造成了资金运作上的风险。尤其是近年来，医疗服务市场竞争日趋激烈，医院已从卖方市场向买方市场转变。医院为了不在这样激烈的市场竞争中被淘汰，购进大量设备希望能吸引更多有需要的病人到自己医院就诊。另外，经营创新项目不断出现，医院资金使用上也有了更多的自主权，这就要考验医院管理者的资金使用水平，是能带领医院更好地发展，还是使医院难以持续经营，这就是医院资金运作的风险。

（三）医院经营风险产生的原因

1. 对经营风险认识不足

经营风险是客观存在的，只要医院运营就一定会有经营活动，就有可能会发生经营风险。医院管理层普遍缺乏经营风险意识，认为医院的经营只需要做好记账、管账的工作，不需要考虑到经营风险，也根本意识不到经营风险的发生。许多医院领导"重技术，轻管理"，由于经营管理工作是专业性很强的工作，而医院的管理层中有专业经营背景的人很少，在做项目决策的时候过于主观，导致决策失误常有发生。医院的管理层普遍认为医院是非营利组织，有国家政府的扶持，不会像企业一样发生经营危机导致破产，因此往往对经营风险认识不足。而经营风险并不是一夕之间就会形成的，往往有个循序渐进的过程，而管理层对经营风险的忽视，在经营风险发生之前出现的征兆认识不够，往往不会采取相应措施对其规避，导致了经营风险的出现，让人措手不及。另外，对投资的项目可能发生的经营风险评估不足，在投资前期没有做相应的可行性分析，没有形成科学的评估系统。这些都是因为对经营风险认识不足而导致的经营风险。

2. 盲目扩张规模

随着新医改的推进，市场竞争日益激烈，政府财政对医院补偿日益减少，拨款占公立医院收入比例下降，医院为了发展必须扩大业务规模来补偿不足。另外，医院院长由卫计委任命，因此卫计委会对院长进行业绩考评，但是对院长业绩考核缺乏考评标准，主要是看业务收入，业务量多少，医院规模是否有增长，这也导致了医院盲目扩张现象的产生。公立医院片面追求床位规模、竞相购置大型设备、忽视医院内部管理和机制建设等粗放式发展的问题，导致医疗费用不合理增长，既挤压了基层医疗卫生机构与非公立医院的发展空间，也不利于医院提高服务质量和管理水平。国家卫计委下发《关于控制公立医院规模过快扩张的紧急通知》要求各地控制公立医院规模过快扩张，同时暂停公立医院新增床位，这也从另一方面说明现在医院盲目扩张现象的严重性。医院要规模扩张必须要有资金，而医院自有的资金和补助不能完全满足医院扩张的需求，因此必须借助银行贷款。公立医院是保障国民身体健康的基础性产业，并且隶属于事业单位基本上不会有信誉问题，因此银行对于医院的借款条件要求并不高。医院利用银行借款扩大规模，改善了医疗条件，解决了发展过程中的一些困难，但是很多医院也因此背上了大量的债务，形成了一定的经营风险。

3. 缺乏科学的经营风险分析系统

经营风险分析系统就是利用经营报表上相关的经营数据，在现有的医院会计制度下设立一些经营指标，对医院经营活动过程中对可能发生的经营风险进行分析，为医院管理层提供决策依据。现在医院基本上没有建立一个科学的经营风险分析系统，甚至没有意识到经营风险分析的重要性，无法对医院经营活动中发生的风险进行分析并加以控制。

4. 内部经营管理不完善

医院在经营过程中，内部经营管理地位应该越来越重要。在过去，医院资金的主要来源是政府补助，因此医院经营人员的主要工作需要向上级部门报告资金使用情况，所以经营主要是核算型与报账型。但是在现如今市场经济环境下，医院更需要一些不仅限于"核算型"与"报账型"，更要懂得"经营型"的经营人员。内部经营管理不完善还表现在医院资金使用不规范，没有明确的流程，只要领导批复了就可以得到批准，对资金使用的审查也不严格；另外，由于大多数医院经营管理能力较弱，没有及时核对和催收过期形成的呆账、坏账，造成了许多医疗款不能收回。同时，医院内审部门形同虚设，审计人员也是直接对领导负责，而决策又是在领导的指示下进行的，这就形成了自己审查自己的局面。对于一些购进的设备，完全忽视了资产的管理与使用率，资产管理极为混乱。

5. 医疗纠纷

近年来，医疗纠纷也呈逐渐上升的趋势，支付了巨额的医疗纠纷赔偿金。医疗纠纷现象日益严重使得医疗款不能收回，造成损失。其中有医院本身的原因，例如，个别医生自身医德败坏，专业技能不够，造成了医疗事故的发生；但是也有一部分是由于近年来医患问题成为媒体上的一个热门话题，医疗事故在报纸上频频出现，许多病人家属认为只要医院治不好病就是医疗事故，就要"闹"，这就是所谓的"医闹"。近年来，医院在无重大过失的情况下做出赔偿的现象增多，部分医院为了息事宁人，主动或被动地在相关部门的压力下给予赔偿，这种行为不但不能减少纠纷，反而会释放出错误的信号，从而引起恶性循环，造成赔偿的金额逐年增加，致使医院资金大量流失，为医院带来一定的经营风险。

（四）医院经营风险分析体系构建

1. 偿债能力指标

偿债能力包括偿还短期债务和长期债务的能力。医院偿债能力能够综合反映医院支配现金的能力，全面衡量医院的经营状况。如果医院不能够到规定时间内偿还医院债务时，医院经营危机就有可能会显现出来。体现公立医院偿债能力的指标主要有资产负债率、流动比率、稳定收入比。

（1）资产负债率

资产负债率是负债占资产的比重，反映的是医院长期偿债能力，属于区间型变量，即在一定程度内的负债可以帮助医院得到更好的经营与发展，而过高的资产负债率会使得医院背负过于沉重的债务，不能偿还的可能性就越大，财务风险也越大；过低的资产负债率虽然不会有债务无法偿还的风险，从侧面说明了医院管理者经营决策管理水平太过于保守，可以适当地提高资产负债率来帮助医院发展。

该指标的计算公式为：资产负债率 = 负债总额 / 资产总额 × 100%。

（2）流动比率

流动比率反映的是医院短期偿债能力。因为资产中流动资产的变现能力最强，因此流动资产越大说明医院变现能力越强，偿还债务的可能性就越大。流动比率越大，说明医院短期偿债能力越强，债权人的权益更能得到保证，债权人有可能会财产损失的风险也越小；流动比率越小，说明医院短期偿债能力越弱，债权人可能会遭受到的损失越大。

该指标的计算公式为：

流动比率 = 流动资产 / 流动负债 × 100%

（3）稳定性收入比

政府补助收入是医院收入中比较稳定的部分。政府补助收入包括财政基本补助和财政项目收入，稳定收入基本上不会产生经营风险，因此稳定收入比越大，说明偿债风险越小，否则偿债风险越大。

该指标的计算公式为：

稳定收入比 = （财政基本补助收入 + 财政项目补助收入）/ 总收入 × 100%

2. 营运能力指标和成长能力指标

营运能力是对医院资产进行经营管控的能力，综合反映医院管理应收账款、存货、现金等资产的使用效率与回收能力，也可以从这几个方面对收支失衡风险提供监测。营运能力好说明医院对资产掌控能力强，营运能力差代表医院经营管理水平低，医院就有可能会面临经营风险。体现公立医院营运能力的指标主要有：药品材料周转率、应收医疗款周转率、总资产周转率。成长能力是指医院通过自身的经营管理，积累资本而形成的持续发展能力，揭示医院未来经营中可持续发展的潜能。它是医院扩大规模、壮大实力的象征。成长能力好的医院可以为医院的可持续经营提供条件，成长能力差的医院有可能会在以后发生经营风险，造成经营危机，使医院难以持续经营。成长能力指标越大，说明医院资金越雄厚，医院能够使用用于自身发展的资金就越多，经营风险的概率就越小。衡量公立医院成长能力的指标有：净资产增长率和固定资产净值率。

（1）药品材料周转率

医院的存货主要是药品材料，虽然属于流动资产，但是药品材料的变现能力最差，医院的药品收入一般是提供了医疗服务后收取的费用，因此药品材料周转率也可以衡量医院的经营能力。因此药品材料周转越快，医院的经营能力就越强，不会造成药品的积压；药品材料周转率越慢说明医院经营能力越差。

该指标的计算公式为：

药品材料周转率 = 药品、卫生材料支出 / 平均药品、材料库存额

（2）应收医疗款周转率

应收医疗款周转率也能从经营方面体现医院的经营风险管理能力。应收医疗款是医院造成经营风险的一大源头，应收医疗款'越大，说明经营风险管理水平越不高，内部对欠款的控制水平

较弱，占用了越多的流动资金；应收医疗款越小说明医院未收回的医疗欠款越少，那么有可能不能收回形成坏账造成的损失就越小，说明医院高层对应收医疗款进行了较好的控制，避免占用流动资金影响医院的正常运作。应收医疗款周转率是医疗收入与应收医疗款平均余额的比重，应收医疗款越大，说明回收的速度越快；该指标越小，说明资金回收速度越慢。

该指标的计算公式为：

应收医疗款周转率 = 医疗收入 / 应收医疗款平均余额

（3）总资产周转率

总资产周转率反映资产的利用情况，是分析医院经营质量和利用效率的重要指标，可以衡量医院经营能力的大小。总资产周转率也可反映医院管理者的管理水平。该指标的计算公式为：

总资产周转率 =（医疗收入 + 其他收入）/ 平均总资产

（4）净资产增长率

净资产增长率反映公立医院本期净资产相对于上一年度净资产变化程度，同时也可以衡量医院的发展潜力。如果指标越大，说明本期相对于上期净资产增长程度越大表明医院净资产越多。而医院净资产包括事业基金、专用基金等各种项目，净资产增长率可以很好地衡量医院的发展潜力。

该指标的计算公式为：

净资产增长率 =（期末净资产 – 期初净资产）/ 期初净资产 × 100%

（5）固定资产净值率

固定资产净值率揭示了医院固定资产的新旧程度。如果该指标值越高，说明医院固定资产如医疗设备不需要更新，维护费用也更少；如果该指标越低，说明医院的设备需要更新换代，需要大量的资金进行投资，自有资金大量投入，成长能力减弱。

该指标的计算公式为：

固定资产净值率 = 固定资产净值 / 固定资产原值 × 100%

（6）自有资金余额比

自有资金是指可供医院自由支配的资金，包括事业基金中的一般基金和专用基金。特别需要说明的是，医院专用基金中有一部分为药品质量保证金，这部分是需要归还的，因此计算的时候要剔除。一般来说，自有资金余额比越大，医院可动用的资金越多；自有资金资余额比越小，说明可动用资金越少。当该指标小于一定值后，说明可自由支配的资金到了有可能出现财务风险的警戒值，该指标的计算公式为：

自有资金余额比 =（事业基金 + 专用基金 – 药品质量保证金）/（银行存款 + 现金）

3. 盈利能力指标

由于医院的资金主要用于医疗业务与科教项目，因此可以从医疗收入与科教收入与资产的比即资产创收率来作为体现盈利能力的指标。另外，与一般营利性企业不同的是医院没有利润表，但是与之相对应的是收入费用总表，医院业务收支结余是指业务收入加差额预算补助减业务支出并扣除当年病人欠费后的余额，业务收支结余率是医院业务收支结余与收入的比。净资产结余率和收支结余率也可体现资金的运作风险。

（1）净资产结余率

医院的净资产结余率则是收支结余与平均净资产的比，反映了医院每元净资产的收入水平；是反映医院盈利能力的基本指标，该指标越高，则公立医院的盈利能力越强。

该指标的计算公式为：

净资产结余率 = 收支结余 / 平均净资产 × 100%

（2）资产创收率

资产创收率体现了医院资产的投资回报率，因为医院资产的投入主要是用于医院的业务与医学研究方面，因此衡量其投资回报的是根据医疗收入及科教收入的和占总资产的比重，该指标越大，说明医院盈利能力越强；资产创收率越小，则医院盈利能力越弱。

该指标的计算公式为：

资产创收率 = （医疗收入 + 科教收入）/ 总资产 × 100%

4. 医疗收支结余率

医院的业务收支结余主要说明的是医疗收支结余，医疗收支结余率反映了医院除来源于财政项目收支和科教项目收支和其他收支之外的收支结余水平，能够体现医院医疗收入与支出状况，说明医院医疗收入水平，反映医院的盈利能力，体现医院整体的管理水平。

该指标的计算公式为：

医疗收支结余率 = 医疗收支结余 / （医疗收入 + 财政基本支出补助收入）× 100%

第四节 创新战略决策保障

我国改革开放 40 多年来，国内生产总值（GDP）持续高速增长，把我国经济带到了世界第二大经济体的地位，但我国经济仍面临着"刘易斯拐点""中等收入陷阱"等诸多问题的挑战。经济步入新常态，中央财经领导小组第十一次会议首次提出了"供给侧结构性改革"对于医院来说，"供给侧结构性改革"就是医院的改革创新。目前，众多大型医院积极探索创新战略，不仅从医疗技术上创新，还要探索自主研发的产学研一条龙的研究型创新。为此，研究型医院的创建是当前许多医院改革的方向与途径之一。

早在 2009 年 3 月，中共中央国务院就已发布了《关于深化医药卫生体制改革的意见》，明确建立现代医院管理制度是医改供方改革的重要内容之一。《中华人民共和国国民经济和社会发展第十三个五年规划纲要》再次强调建立现代医院管理制度，推进"健康中国"建设，以期提升患者"获得感"。2016 年 1 月，财政部、国家卫生计生委、国家中医药局发布《关于加强医院财务和预算管理的指导意见》，其中指出"财务管理是医院经济工作的核心"，并提出"以加强财务管理为抓手，深化医院体制机制改革，解决群众看病就医问题"的总体要求。可见，医院财务管理是医院改革核心中的核心。

一、研究型医院及其财务管理的特性

研究型医院是指以新的医学知识和新的医疗技术的产生与传播为使命，坚持临床与科研并举，在自主创新中不断催生高层次人才和高水平成果，推动临床诊疗水平持续提高，为医疗卫生事业和人类健康做出重要贡献的一流医院。研究型医院具有八个特征：根本目的是提高临床诊治水平，主旨要义是质量内涵建设，核心动力是持续自主创新，基本方法是临床与科研有机融合，基本管理服务形态是基于现代信息技术的支撑，关键是造就临床和科研水平兼优的研究型人才，基础是建设持续引领本领域技术进度的研究型学科，目标任务是为医疗卫生事业和人类社会做贡献。研究型医院在发展动力、发展特征、诊疗重点、效益主体、科研地位、人才类型、组织结构、研究方式、创新模式等方面明显区别于非研究型医院，更加侧重于内涵建设、技术创新和成果转化。

为此，研究型医院财务管理在遵循《医院财务制度》《医院会计制度》等卫生财会制度的基础上，更应注重经费投入、创新引导和转化评价角度的管理，以保障与促进研究型医院特质的体现；同时，在自身专业领域上，也应积极顺应当前宏观经济与医药卫生体制改革进程需要，进行创新性探索。

二、研究型医院财务保障管理探索

宏观经济的"新常态"要求及时转变经济发展方式，也要求医院从简约型向技术型方向转变，从追求数量发展向质量提升转变，从粗放型管理向精细化运营转变。2014年，中央提出：要推进以科技创新为核心的全面创新，让创新成为驱动发展的新引擎"的要求，医院唯有及时转变经济发展方式，走研究型医院管理的创新发展之路，才能实现质的提升。

（一）加大投入，注重规范

1. 增加总量

国家统计局数据显示，以习近平同志为核心的党中央全面实施创新驱动发展战略，我国研发投入明显加大，2015年全国研发经费投入总量为1.4万亿元，比2012年增长38.1%，年均增长11.4%，成为仅次于美国的世界第二大研发经费投入国家。研究型医院财务也需要主动调整支出结构，逐步加大对医院学术研究经费的总量投入，强有力地支撑研究型医院的原始创新能力提升，进一步丰富其科研产出成果，激发其创新活力。

2. 强化规范

在增加研究经费总量投入的同时，尤其需要注重研究经费使用结构的合理规范，特别是科研经费的规范管理要求日益提高。2014年，国务院发布《国务院关于改进加强中央财政科研项目和资金管理的若干意见》和《国务院关于深化中央财政科技计划（专项、基金等）管理改革方案》，提出了一系列重大改革举措，以促使项目资金管理工作更加符合创新规律和要求，两个文件的出台，将对研究型医院的科研资源配置和创新效率产生重大而深远的影响。研究型医院财务部门应积极把握最新政策规定，及时对照国家、省级及当地相关制度要求，进一步梳理与规范医院科研经费的管理。其中尤应注意：（1）经费预算执行率。经费预算编制必须具备较强的可预见性与可行性，使用必须严格遵照预算安排，预算完成率必须严格符合标准要求；经费预算必须严格遵循编制、审批、执行、调整、考核和评价等流程要求。（2）经费条块结构要求。科研经费的十项直接费用中，设备费、劳务费、专家咨询费之间不允许调整；差旅费、会议费、合作协作研究与交流费允许在总额范围内互相调剂；测试化验加工费、材料费、燃料动力费、出版/文献/信息传播/知识产权事务费，经医院内部审批同意后允许做适当调整。

（二）考核激励，分配引导

1. 保护前期培养的主动意愿

对于外出进修与学习的，予以保证一定水平的薪酬，必要时实施带薪进修或奖励性进修，消除进修人员的后顾之忧，激发研究人员学习国内外前沿技能的主动性。例如鼓励非泛指的高薪进修，即对一般进修给予基本补贴，学成后如能较快应用于实践并产生成效，或能较快开展前沿技术与方法的，予以补足高额薪金，既解决后顾之忧，也能促其学以致用，迅速推动新技能的转化进程。

2. 扩大研究过程的协作范畴

研究型医院立足于临床，通过科研成果的应用又反哺临床，财务部门应大胆打破原固有的诊疗组或专业科室的划分樊笼，通过科学测算与合理核算，核定内部结算价，采用灵活多样的分配调整机制推进跨专业合作，推进研究单元与临床单元的强强联合，实现病种资源的全院最大化共享。例如实行病例的协作提供，对研究项目缺少实验案例的，可以经院职能部门核实后向全院乃至兄弟医院有偿征集，实现研究协作范围的极大扩展。

3. 用足成果奖励的激励作用

首先，研究经费总投入量的增加，应重点体现于对成果奖励的额度方面；其次，采用灵活多变而又不失相对公平的政策制度，以物资与精神相结合的方式，进一步激发研究人员的创作激情；最后，尝试实行分段切片式奖励，将成果奖励金部分分解到研究过程中，阶段性地激励与推进研究进程，确保研究进程与成效。

4. 缓解创新风险的各种压力

多措施、过程化监控与降低创新研究失败带来的风险，尤其是在临床试验阶段，对因实施科学研究、开展新技术、新方法带来的医疗风险由医院全额或部分承担，以极大地推动理论成果的实际应用；完善首席科研专家的薪酬分配方案，促其切实肩负起教学及科研、学科建设及人才培养的任务，积极发挥其在研究单元与临床单元之间的桥梁纽带作用。

5. 允许研究与临床单元互换

允许已将理论研究人员与专业业务人员进行相对明确的单元划分，研究单元预发部分薪酬，视成果等级予以甚至高于余额的奖励；也允许建立退出机制，对自认研究结果无望的，经评估允许在中途转为临床单元，但不再补发余下部分薪酬；也允许建立介入机制，对自认有信心中期介入的，经评估允许其在中途接管，之前研究单元被截留部分薪酬在获得成果后一并作为奖励发放给新研究组。

（三）注重实效，促进转化

通过科学设计与全面核算医疗科研成果投入产出率，考核比较研究项目的转化成效，考核结果直接与研究者的薪酬或奖励金挂钩。其投入包括研制成本、期间费用和成果奖励；产出主要是研究成果应用后，在一段时期内产生的经济效益，等于该项研究成果推广应用所带来的收入减去在应用过程中所发生的支出。

研究成果投入产出率 = 期间经济效益 / 研究成果投入成本之和

三、研究型医院财务专业研究探索

医院财务管理作为研究型医院管理的一个组成部分，同样需要勇攀学术高峰，反哺财务管理实践，发挥管理出效益的作用。尤其是在医院改革多项内容均与财务管理密切相关的当前，研究型医院的财务部门唯有把握当下时态，创新管理思路，通过"提质增效"，改变原有粗放型的财务管理模式，实现卫生经济的转型升级，才能切实提高医院综合改革的成效。

总之，在现代医院管理制度下，研究型医院的财务管理唯有走持续自主创新的道路，促进理论研究与临床实践的紧密结合，促进自身专业理论与实践应用的紧密结合，才能进一步提升研究型医院的管理成效。

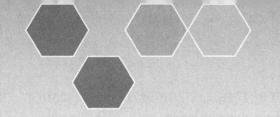

参考文献

[1] 周晓梅 . 医院财务管理 [M]. 北京：北京工业大学出版社，2019.

[2] 张红霞 . 医院财务管理研究与实践 [M]. 天津：天津科学技术出版社，2019.

[3] 高询杰 . 现代医院预算管理与财务决策 [M]. 延吉：延边大学出版社，2019.

[4] 王兴鹏 . 现代医院 SPD 管理实践 [M]. 上海：上海科学技术出版社，2019.

[5] 蒋飞 . 现代医院管理精要 [M]. 北京：科学技术文献出版社，2019.

[6] 徐力新；梁允萍，李丹，巫敏姬，欧凡副；胡玉明主审 . 医院经济管理系统理论指引与实务指南 [M]. 广州：暨南大学出版社，2019.

[7] 袁向东；陈维雄，欧凡副 . 按病种付费下医院管理策略 [M]. 广州：暨南大学出版社，2019.

[8] 陈英博 . 现代医院财务管理探索 [M]. 北京：现代出版社，2020.

[9] 兰芳 . 现代医院财务管理研究 [M]. 延吉：延边大学出版社，2020.

[10] 刘文清 . 医院信息化管理 [M]. 哈尔滨：黑龙江科学技术出版社，2020.

[11] 张硕 . 新时代医院管理模式创新探索 [M]. 北京：九州出版社，2020.

[12] 刘春阳 . 医院经济管理及其精细化研究 [M]. 长春：吉林科学技术出版社，2020.

[13] 胡辉，胡晓华 . 中国医院投资并购指南 [M]. 北京：法律出版社，2020.

[14] 杨颖 . 公立医院的内部控制与审计 [M]. 天津：天津科学技术出版社，2020.

[15] 陈涛 . 医院内部控制研究实务 [M]. 海口：南方出版社，2020.

[16] 陆敏 . 公立医院内部控制体系优化设计研究 [M]. 上海：上海科学普及出版社，2020.

[17] 李东红 . 信息时代档案管理研究 [M]. 长春：吉林科学技术出版社，2020.

[18] 莫言娟 . 现代医院管理与医院经济运行 [M]. 天津：天津科学技术出版社，2020.

[19] 杜桂霞 . 医院内部控制管理实务 [M]. 南昌：江西科学技术出版社，2020.

[20] 沈红玲 . 现代医院管理理论与实践 [M]. 北京：科学技术文献出版社，2020.

[21] 宋秀梅 . 医院财务管理与内部控制 [M]. 延吉：延边大学出版社，2018.

[22] 陈立华 . 现代医院财务管理研究 [M]. 北京：现代出版社，2018.

[23] 张景红 . 公立医院财务管理模式创新的思考 [M]. 天津：天津科学技术出版社，2018.

[24] 王瑛 . 新会计制度背景下的医院财务管理 [M]. 北京：北京工业大学出版社，2018.

[25] 孙玉军 . 医院内部审计与财务管理研究 [M]. 北京：中国纺织出版社，2018.

[26] 杨励；邓长辉，戴伟令，吴红玲 . 医院工作流程管理图集 [M]. 北京：科学技术文献出版社，2018.

[27] 徐元元，田立启，侯常敏，景晶 . 医院经济运行分析 [M]. 北京：企业管理出版社，2018.

[28] 傅天明 . 医院永续经营 [M]. 北京：中译出版社，2018.

[29] 钱庆文 . 经营好医院 [M]. 北京：光明日报出版社，2018.

[30] 黄俊谦，喻允奎，高杰，杨菲，李岩等 . 现代医院综合管理实践 [M]. 哈尔滨：黑龙江科学技术出版社，2018.